RÉFLEXIONS

THÉRAPEUTIQUES ET HYGIÉTÉTIQUES

SUR LA MALADIE

QUI A RAVAGÉ L'ESPAGNE,

Par POUMIER, *Docteur en Médecine de la Faculté de Montpellier; Membre de la Société médicale, et Correspondant de la Société de Médecine-pratique de la même Ville; Associé-correspondant de la Société des Sciences, Belles-Lettres et Arts de Bordeaux; ex-Pharmacien chargé en chef de la Pharmacie générale de l'ex-Armée des Pyrénées Orientales; Membre du Jury médical pharmaceutique du Département des Basses-Pyrénées, etc. etc.*

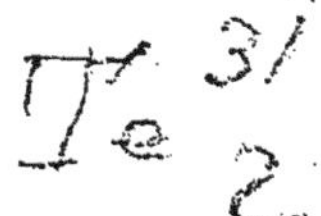

SE TROUVE A BAYONNE CHEZ L'AUTEUR.

FLORÉAL AN XIII.—AVRIL 1805.

A MONSIEUR

DESGENETTES,

Inspecteur-Général des Hôpitaux de l'Empire, Membre de la Légion d'honneur, Membre de la Commission médicale envoyée en Espagne, ex-Médecin en chef de l'Armée d'Égypte, dont il a conservé la gloire et l'ornement, par un dévouement a-la-fois paternel et sublime;

A L'AUTEUR DE PLUSIEURS OUVRAGES, Dans lesquels la bonne et pure doctrine égale l'érudition et le profond savoir;

AU PRATICIEN PRUDENT ET ÉCLAIRÉ; Dont le génie pénétrant sut si a-propos multiplier les ressources lorsqu'elles paroissoient manquer aux braves qui réclamoient son assistance.

En vous priant d'agréer l'hommage de cet Essai, je n'ai point cru vous offrir quelque chose digne de vous : il n'appartient qu'aux savans de cueillir des Lauriers. Mais, quel que soit mon destin, je m'estimerai trop heureux si mes réflexions peuvent répandre quelque lumière sur les moyens de prévenir ou d'arrêter un fléau qui a menacé et menace encore aujourd'hui le monde entier de ses ravages destructeurs.

En vous offrant cet opuscule, permettez-moi, Monsieur, de me joindre à ceux qui, pénétrés du respect et de la reconnoissance que vous méritez à tant de titres, voyent en vous un père, en admirant vos talens et vos vertus.

C. POUMIER.

RÉFLEXIONS

THÉRAPEUTIQUES ET HYGIÉTÉTIQUES
SUR LA MALADIE
QUI A RAVAGÉ L'ESPAGNE.

Après le précis historique de la maladie qui a régné dans l'Andalousie en 1800, et dont l'auteur si recommandable est M. *Berthe*, professeur de l'école de médecine de Montpellier, et un des membres de la commission envoyée en Espagne par le gouvernement français pour observer les ravages de cette maladie, en fixer le traitement et les moyens prophylactiques ; un médecin qui n'a pu qu'admirer cette production savante d'un auteur aussi justement estimé, n'auroit sans doute plus rien à ajouter, si, mû par son zèle autant que par amour pour l'humanité, il n'étoit enhardi à offrir au public le résultat de ses réflexions particulières.

Avant d'entrer dans quelques détails sur cette maladie, je renvoie, pour tout ce qui a rapport à son origine, son invasion, sa propagation, pour l'analyse exacte de tout ce qui la constitue, pour son histoire enfin, à l'ouvrage même de l'auteur que je viens de citer : rien n'est plus précis, plus lumineux, plus sage, rien n'est plus satisfaisant. Mais, comme sur des objets de cette importance un avis de plus ne peut nuire, j'attacherai quelque prix à l'essai que je me permets de publier sur le traitement particulier de cette maladie, sur les pronostics qu'on peut en tirer, et sur les moyens que je crois propres pour s'en préserver : n'ayant pas la prétention d'offrir un traité complet, mais seulement quelques notions accessoires à celles développées par M. *Berthe.*

Quoique les caractères de cette maladie aient de grands rapports avec ceux de la fièvre jaune, comme l'observe cet auteur, ainsi que les médecins habiles qui ont concouru à ses savantes recherches; que l'analyse des symptômes soit connue; néanmoins, et afin de marcher d'une manière régulière, je vais retracer l'énumération de ces symptômes, afin de former, de leur ensemble, une classification sans laquelle tout traitement est dangereux.

« En effet, quoiqu'il soit incontestable que
« la propagation de la maladie se fasse d'un
« individu à un autre, qu'elle soit plus ou

« moins fréquente, établie entre les mêmes in-
« dividus, en raison de la proximité de leurs
« habitations ; » que le traitement paroisse
devoir être généralement le même ; cepen-
dant, nous devrons le varier suivant l'individu, ayant égard à son âge, à son tempérament, enfin à la saison qui modifie ou
augmente l'action de la maladie. Un traitement
général seroit donc ici une erreur funeste.
Aussi les médecins éclairés en ont-ils reconnu
le danger, en présentant, les uns, deux périodes d'action ; les autres, comme M. *Berthe*,
trois stades bien caractérisés, surtout lorsque la maladie n'est pas enrayée par la mé-
thode perturbatrice dont on s'est long-temps
servi, ou qu'elle ne vient pas, comme un
coup de foudre, enlever tout espoir de gué-
rison.

Caractères généraux.

On a remarqué dans cette maladie (dite
fièvre jaune) que souvent elle n'avoit point
de symptômes précurseurs ; qu'elle attaquoit
avec plus de force les hommes que les
femmes, les femmes que les jeunes personnes des deux sexes, et celles-ci que les
enfans et les vieillards ; que les nègres en
étoient exempts, ou ne l'avoient que foible.

D'après ces considérations, on a dû s'appercevoir que le tempérament, ou pour mieux dire, l'idiosyncrasie de chacun de nous, contribuoit essentiellement à ces différences; mais aussi que notre complexion, nos habitudes, la force de caractère attachée aux différens âges de la vie, pouvoient nous rendre plus ou moins aptes à l'effet de la contagion. Ainsi l'action morale et physique qui prédomine à l'âge de 3o à 45 ans, donnera à l'homme fait, que la maladie peut atteindre, la force de s'en préserver ou de la combattre : tant il est vrai qu'à mesure qu'il se rapproche du degré de perfection que la nature lui a permis d'atteindre, il est moins exposé à l'influence des causes destructrices qui menacent l'économie de son existence. On a vu des pères de famille, à qui cette maladie venoit d'enlever ce qu'ils avoient de plus cher, en être préservés.

Si donc nous voyons les hommes succomber plutôt dans le second, que dans les premier, troisième et quatrième âges de la vie; c'est que l'enfance et la vieillesse, peu propres à s'allarmer, regardent avec calme les dangers qui les menacent, ou même n'y pensent pas du tout. L'état de foiblesse des organes dans les femmes, les en a souvent mises à l'abri.

Il semble que la maladie n'acquière d'intensité qu'autant qu'elle trouve un ennemi égal en forces : irritée par la résistance, elle ravage, elle détruit : les jeunes-gens qu'elle atteint, sont terrassés autant par leur propre force que par celle de la maladie; et ce qui les prédispose le plus à devenir victimes de ce fléau, est dû à leur imagination exaltée, fougueuse, à leurs habitudes, et surtout à la crainte de quitter la vie.

Quant à l'insusceptibilité des nègres pour cette maladie, elle me paroît tenir à la transpiration particulière qui émane de leur corps: cette transpiration permanente et onctueuse les préserve sans doute d'une infinité d'autres : car ces hommes, suivant les médecins qui les ont observés, y sont peu sujets : il semble que le sang africain qui coule dans leurs veines porte avec lui une force de répulsion qui n'est due qu'à un degré de vitalité ou d'oxigénation qu'ils conservent même dans une température moins élevée : témoins les nègres qui, à Cadix, servoient impunément leurs maîtres malades. Mais, ce qui fixera davantage la question, c'est qu'à proprement parler, les nègres n'ont pas de tempérament décidé : cet avantage, ils le doivent à leur manière de vivre et d'être, à leur climat primitif, à leur éducation première, enfin au défaut de civilisation.

Symptômes.

Les premiers symptômes de cette maladie sont des lassitudes spontanées, un dégoût marqué pour toutes sortes d'alimens, l'estomac dans un état convulsif : il y a inquiétude, mal-aise, pesanteur de tête, picotement aux yeux, qui bientôt s'enflamment ainsi que la face : la respiration est gênée : la surface du corps se crispe : le pouls devient petit, fréquent : les articulations sont douloureuses : la tristesse, la crainte ont bientôt altéré l'esprit : la fatigue causée par le moindre mouvement est extrême : le malade est effrayé de sa position : mille sensations intérieures le combattent.

Les secondaires, qui tiennent immédiatement aux premiers, se manifestent par une douleur assez vive à la région épigastrique : la constipation survient : le mal de tête augmente, occupe plus particulièrement la région supérieure des orbites jusqu'aux tempes : les yeux ainsi que les paupières sont dans un état d'inflammation plus intense : l'ictéricie se déclare alors : le pouls s'élève, devient intermittent : la physionomie s'altère : la stupeur

s'empare du malade, les forces l'abandonnent ;
on diroit qu'il a perdu toutes ses facultés :
les nausées surviennent : les vomissemens se
succèdent : le système nerveux s'affecte, soit
par l'ébranlement qui se fait au cerveau, soit
par la sympathie qui existe entre cet organe
et l'estomac : enfin, il sort, de ce dernier, des
matières glaireuses, jaunes, poracées, sanguinolentes, ou d'une amertume extrême.
Dans cet état de choses, il est facile d'appercevoir que le malade va bientôt être en
proie à des symptômes plus alarmans. En effet,
dans ce troisième période, la céphalalgie est
insupportable : elle occupe la région fron-
tale d'une tempe à l'autre : les yeux déjà
enflammés éprouvent alors une douleur pon-
gitive : ils ne supportent plus la lumière, se
colorent d'une teinte jaune, ainsi que la face,
qu'un trouble extrême dépare. La poitrine et
presque toute l'habitude du corps se ressentent de cet ictère : l'inflammation gagne le
cerveau : le délire survient : il n'est plus dans
l'homme qu'un sentiment de douleur : une
soif ardente s'empare de lui : un frisson général dont la durée est plus ou moins grande
déprime ses forces, concentre au dedans une
chaleur mordicante : le pouls est petit, res-
serré, concentré ; mais en peu d'instans la

langue devient brûlante, sèche, tremblante, la gorge douloureuse, l'œsophage enflammé : tout le système nerveux est ébranlé. Le cœur, dans une agitation extrême, donne au pouls un mouvement tantôt vif et fréquent, plein et dur : l'hypocondre droit s'obstrue, est douloureux : la région épigastrique, agitée par un spasme involontaire, ainsi que l'estomac, rejette et attire, par ses contractions multipliées, toutes les sécrétions délétères, même des intestins : un *colera-morbus* s'établit : enfin l'âcreté de ces mêmes matières est telle, que leur séjour met ce qu'elles avoisinent dans un état de sensibilité que le moindre tact exaspère. Ce n'est pas tout, les douleurs des articulations, dont le siége varie et change spontanément de place, semblent se reproduire jusque dans la substance des os : les urines s'altèrent ou sont peu fréquentes : les lombes, ainsi que les reins, ressentent une douleur des plus aiguës : une décomposition presque totale s'achève par les pétéchies qui se montrent au thorax, autour du cou, aux jambes : enfin toutes les membranes, depuis l'arrière-bouche jusqu'à la marge de l'anus, sont tellement enflammées, qu'il semble s'y être établi un volcan dont les émanations brûlantes ont bientôt raréfié le sang et altéré ses canaux.

De-là ces hémorrhagies nasales et intestinales, qui accablent certains malades ; et qui, se joignant à une prostration de forces toujours croissante , ainsi qu'au hoquet qui en est la suite , les plongent dans des angoisses cruelles , et dans une agonie qui a souvent fait place à la santé la plus florissante.

C'est ainsi que toutes les parties constitutives de nos organes sont susceptibles en un moment, d'altération et de changement, dépendant, les uns des agens extérieurs , les autres, des mouvemens spontanés imprimés à nos sens par les loix générales de la matière. Ces altérations ; ces changemens, sans cesse en contact avec la vie , détruiroient bientôt l'organisme ; s'il n'étoit maintenu par un principe vivifiant, sans lequel la constance, la régularité de nos fonctions ne peuvent exister. Ce principe conservateur de la matière animée, est l'air pur, air vital oxigène : c'est lui qui donne à certains organes la faculté de pourvoir à l'assimilation des substances alimentaires, à la réparation de nos pertes, à l'accroissement et à la conservation de l'espèce : c'est à ce principe enfin , comme l'a dit le célèbre *Barthez* , que doivent être attribués tous les phénomènes de la vie.

Dans la maladie qui nous occupe, le principe vital jouira sans doute de la plus grande influence ; mais la tendance que nous lui reconnoissons à s'unir avec certains corps, à former avec eux des composés qui altèrent sa pureté ou modifient ses rapports, favorisera ou engendrera des maladies.

Aussi, plus il aura dissous ou tenu en suspension des miasmes putrides, plus les maladies qui en proviendront seront graves : surtout si la saison, le climat, les habitudes d'un pays, la constitution de ses habitans, concourent à en naturaliser le germe, à le conserver et à l'étendre. Or, nous savons, et nous ne pouvons plus le révoquer en doute, nous savons, dis-je, que l'Espagne est un de ces états où les maladies épidémiques sont le plus faciles à s'engendrer et le plus difficiles à vaincre : ce qui les favorise, sont les dégénérations particulières si communes parmi le peuple, et dont la classe même des riches n'est pas exempte, le vice scrophuleux y comptant ses victimes. En général, toutes les maladies qui ont pour siége le système lymphatique y sont au dernier période : leurs causes éloignées dérivent, il faut l'avouer, de l'inertie, de l'insouciance, de la malpropreté, du défaut d'action de la plus grande partie des habitans, qui, accoutumés à ce genre de vie vraiment

coupable , attirent sur eux et rendent endémi-
ques les maladies dont j'ai déjà parlé, comme
le scrophule , les maladies cutanées , pédicu-
culaires, etc, etc. Enfin, ces vices radicaux
sont tellement enracinés dans ce pays, qu'il
n'est pas rare que chez certains sujets, et surtout chez les femmes, ces dégénérations soient
poussées au point de leur procurer des écoulemens chroniques qui , chez quelques-unes
deviennent contagieux par le simple contact.
C'est donc à ce refoulement de tous ces principes morbifiques, joint à d'autres causes
souvent locales et qu'on ne peut changer ,
qu'est due, j'ose l'avancer , cette faculté
particulière qui donne à une maladie simple
un caractère éminemment dangereux.

Qu'on me dise à présent, d'après ce court
exposé que je pourrois étendre, si toutes ces
réunions de vices ne sont pas dans le cas
de prédisposer, conjointement avec d'autres
altérations , aux maladies qui ont ravagé
l'Espagne. Il y a plus : la constitution des
saisons, que des changemens successifs ont
dérangée depuis long-temps, a aussi changé
ou modifié la constitution des individus. L'Espagne a ressenti principalement ces changemens, d'une manière d'autant plus sensible
que depuis plusieurs années elle est livrée

tantôt à des chaleurs excessives, tantôt à une humidité constante, qui, se combinant aux principes délétères déjà existans, sont seuls capables de changer, par exemple, le type d'une fièvre bilieuse ou gastrique (comme débute la fièvre jaune d'Amérique) en une fièvre bilieuse putride, compliquée de tous les symptômes aggravans dont j'ai fait l'énumération, ou en une fièvre inflammatoire, bilieuse, putride, accompagnée des symptômes nerveux les plus imminens, comme dans les fièvres de prisons, d'hôpitaux, que *Pinel*, de l'institut, a décrites sous la dénomination de fièvres adynamiques et ataxiques, et que *Selle*, dans sa pyrétologie méthodique, a désignées aussi sous le nom de fièvres ataxiques.

Ce savant professeur de Berlin dit : « Il est « une irritabilité singulière et contre nature, « qui fait que des symptômes considérables « sont les effets d'une cause légère, qui ne « pourroit les produire dans un état sain : « cette condition comprend les maladies ner- « veuses chroniques, et, sous certains rap- « ports, les fièvres nerveuses aiguës. » Si donc une cause légère peut produire des symptômes considérables, que ne produiront pas les causes prédisposantes dont je viens de parler ?

D'après ces données, qui me paroissent porter le sceau de l'évidence, il ne me reste plus, après avoir analysé les causes les plus générales et les symptômes qui en dérivent, qu'à établir leur diagnostic.

Une question importante, et sur laquelle les avis sont très-partagés, c'est de savoir si la fièvre jaune peut se transmettre par contagion. Quelque douteuse que paroisse encore la question, je m'en réfère à ce qu'en ont dit *Linning*, *Decurrie*, et, dans ces derniers temps, le savant professeur *Berthe*, qui la regarde comme très-contagieuse. En effet, et quoique les contradicteurs de cette opinion aient à opposer, pourquoi les étrangers qui abordent dans les villes ravagées de la peste se trouvent-ils à l'abri de l'infection? Pourquoi, par exemple, sur trois individus, courant les mêmes dangers, l'un aura-t-il la maladie, et les deux autres en seront-ils exempts? Je leur répondrai qu'il ne suffit pas toujours de s'exposer à l'action du virus pour en être infecté; mais qu'il faut de plus que celui qui s'y expose soit dans des dispositions qui en favorisent l'action et le développement. L'on voit quelquefois la fièvre jaune se déclarer sur un vaisseau qui est en pleine mer, les malades communiquer, en arrivant à terre, avec les habitans des ports où

ils aboutissent, sans que ceux-ci gagnent la
la maladie. De même, l'on rencontre des personnes, à la vérité en petit nombre, sur lesquelles le virus syphillitique ne produit aucun effet : il existe , pour d'autres , un
privilège analogue pour les maladies éminemment contagieuses. S'ensuit-il de là que
ces maladies n'aient pas la propriété contagieuse?

Le mot *contagion*, comme l'ont observé les
médecins qui ont eu l'honneur de partager
les dangers des armées d'Égypte et de l'A-
mérique dans ces derniers temps , ne doit
pas emporter l'idée d'une communication
immédiate et nécessaire. La disposition à
être affecté peut devenir plus ou moins
difficile à acquérir , plus ou moins facile
à perdre. La petite-vérole nous en offre un
exemple , de même que la fièvre jaune : les
personnes qui en ont déjà été affectées en
sont difficilement atteintes une seconde fois,
tandis qu'elle est contagieuse au plus haut
degré pour les Européens qui se transportent
en Amérique , et surtout dans les contrées
méridionales de cette partie du monde. On
sait, de plus, que les nègres et les enfans en
sont ordinairement à l'abri.

Il semble donc permis de croire que la fièvre

jaune peut être contagieuse pour les uns, et ne pas l'être, dans certains cas pour les autres; mais comme je l'ai fait remarquer, il est des circonstances particulières qui peuvent changer la nature des maladies locales d'un pays en plus aiguës : l'état particulier du ciel; un désordre général dans l'atmosphère, long-temps continué; un vent de Sud dominant pendant plusieurs mois; le règne d'une affection catarrhale; enfin, toutes les causes bien plus réelles qui existent dans la majeure partie de l'Espagne, suffisent assez sans doute pour disposer généralement ses habitans à recevoir le *contagium*, disons plus, à lui donner naissance, à le rendre endémique, tant les causes procathartiques peuvent en favoriser le développement et le naturaliser.

Ainsi, nous voyons des maladies syphilli-tiques dégénérer en éruptions dartreuses chroniques; de même la malpropreté, l'humidité constante, l'apathie, procréer le scrophule; de même aussi le scorbut invétéré donner naissance à la lèpre, à l'éléphantiasis, ou, dans nos climats, à un genre d'affections dartreuses presque inguérissable.

Une seconde question qui, si elle étoit éclaircie, pourroit porter le plus grand jour dans le traitement de cette maladie, et contribuer efficacement à s'en préserver, est de savoir comment agit le miasme contagieux sur l'économie animale : cette question n'étant point étrangère à mon sujet, je vais soumettre mon opinion.

J'ai dit plus haut que toutes les parties constitutives de nos organes sont susceptibles, en un moment, d'altération et de changement, dépendant les uns des agens extérieurs, les autres des mouvemens spontanés imprimés à nos sens par les loix générales de la matière, etc., etc. J'ai établi que le principe vital en étoit le conservateur ; que l'air atmosphérique, dans lequel il entre comme principe constituant, devenoit à son tour, si je puis m'exprimer ainsi, la pierre de touche de la nature, comme il en est le soutien. Enfin, j'ai avancé que, comme tel, l'air pur, se combinant avec presque tous les corps, change leurs qualités primitives et leurs propriétés, comme il change lui-même d'action et de nature. C'est donc en vertu de ces changemens successifs, de ces altérations, que l'air atmosphérique devient plus ou moins propre à entretenir la vie : aussi, plus ses proportions sont exactes, mieux il s'identifie avec notre être : de même si ses rapports sont rompus, nous devons nous ressentir de son influence. Ainsi, l'air atmosphérique est méphitisé toutes les fois qu'il manque d'oxigène, ou s'est mélangé, soit avec le gaz qui s'échappe des substances végétales ou animales en putréfaction, soit avec ceux qui s'exhalent des eaux croupissantes, des immondices des villes, ou d'un cimetière mal exposé; soit enfin avec tout ce qui peut concourir à le rendre délétère : comme cela arrive partout où il y a une réunion considérable d'individus malades, mêmes sains; et à plus forte raison dans les cas d'épidémies actives, où l'air ambiant d'un seul malade, rend son atmosphère dangereux pour lui, et plus encore pour ceux qui l'entourent.

D'après la marche que j'ai tenue pour arriver au but que je m'étois proposé, nous avons vu que le mot *miasme* présente l'idée d'un corps impur inconnu, d'un gaz délétère, enfin d'un composé de corpuscules, plus ou moins agissant sur les corps, et principalement sur la santé des individus; et quoiqu'il ait paru jusqu'ici très-difficile de constater leur effet immédiat sur nos humeurs et sur les parties solides du corps, néanmoins, je vais soumettre mon opinion, en essayant de prouver qu'ils transmettent les maladies.

Plusieurs modes d'action, quoique renfermés dans un seul, semblent leur être attribués : en effet, ces corpuscules, agissant sensiblement sur nous par voie de contact, peuvent être absorbés par les vaisseaux lymphatiques, être entraînés dans les poumons par l'acte de la respiration, s'attacher aux membranes nerveuses des sens qu'ils affectent, enfin être reçus dans l'estomac, et se mêler aux alimens ou au chyme qu'il contient. Ainsi, le chyle qui proviendra de ces sucs nutritifs détériorés, passant dans les vaisseaux lactés, pour suivre, à la manière du système absorbant, le torrent de la circulation, donnera au sang, dont il entretient la source, ce degré d'action surabondant, d'inflammation, de fermentation, que la présence de ce corps impur lui aura communiqué. Ce corps étranger, semblable au fluide électrique qui agit sur nos organes; ce poison, en circulant dans la masse du sang par l'effet de l'impulsion qu'il aura reçue des causes extérieures; communiquera bientôt son action à tous les réservoirs communs. Simultanément toutes les membranes qui en composent les tissus, et qui ne sont elles-mêmes qu'une réunion de réseaux vasculaires et nerveux, s'irriteront, s'enflammeront; et, comme les humeurs qui abreuvent et nourrissent le corps, le maintiennent aussi dans un état de souplesse, ces mêmes humeurs, une fois altérées, ralenti-ront le mouvement des muscles, des articulations, enrayeront l'action générale, ou établiront une irritabilité permanente, qui peut causer les désordres les plus alarmans.

D'après ces considérations, comment ne pas penser que, dans la série des organes qui nous constituent, il n'en soit que ce miasme ne rende plus sensibles et plus irritables : témoins les premiers symptômes ; la céphalalgie? Cette douleur de tête subite, exaltant la substance médullaire du cerveau et du cervelet, donnera aux nerfs qui en dépendent cet état convulsif : les méninges endoloriées ne tarderont pas à déranger les fonctions de l'estomac, à provoquer au vomissement, par l'effet de la dépravation subite des substances qu'il contient, et à communiquer, dans toute l'étendue du tube intestinal, ce trouble, ce désordre de la chylification, cette action rétrograde, enfin, qui procure ce vomissement noir infect que nous avons nommé *colera-morbus*. Ce qui vient encore à l'appui de ce que j'avance, sont les hémorrhagies nasales et intestinales, dont quelques malades sont violemment tour-mentés. N'apperçoit-on pas là un rapport d'identité, une connexion marquée entre les membranes nasales et intestinales?

Après avoir suivi l'action des miasmes, leur analogie avec nos humeurs par voie de contact et par l'air; après avoir indiqué comment ils peuvent transmettre les maladies; je me crois fondé à présenter un nouvel ordre de fièvre, que je nommerai, par rapport à ses causes génératrices et originaires, occasionnelles ou éloignées, *fièvre toxique*, au lieu de fièvre jaune : puisque l'ictère qui se manifeste ordinairement à la seconde période de la maladie, lorsqu'elle a son cours réglé, ne peut être considéré que comme un symptôme de la maladie principale que je me propose de traiter. Peut-être trouvera-t-on qu'entraîné dans mes observations, j'ai hasardé beaucoup en proposant un nouvel ordre de fièvre entre celles déjà écrites, et, de nos jours, si savamment établies? Mais, en réfléchissant sur la nature des causes qui déterminent cette maladie particulière, soit qu'elles naissent des localités, des saisons, de l'exposition des malades, de leur constitution, ou de leur moral, etc.; on se persuadera facilement qu'il existe ici plus qu'une erreur de mots : car, cette fièvre pouvant changer en raison de ses anomalies, devroit porter alors autant de dénominations qu'il se rencontre de variétés dans ses effets. En se renfermant dans cet exposé trop succinct sans doute, mais suffisant pour présenter des vérités appuyées de preuves ; ne pourroit-on pas admettre, dans ce nouvel ordre de fièvre, trois genres, dont les espèces se rapporteroient aux divers degrés d'action et de connexité que les symptômes de cette maladie ont entr'eux ? Par exemple, le premier genre pourroit comprendre la *fièvre toxique* simple, et avoir, pour espèces, l'éphémère inflammatoire, la synoque simple, unies au caractère particulier qui en aggrave les suites. Le second genre porteroit la dénomination de *fièvre toxique nerveuse*, *gastrique* ou *bilieuse*, et auroit pour espèces le *causus* ou fièvre ardente des anciens ; correspondant à la synoque gastrique et au deuxième genre des fièvres méningo-gastriques du docteur *Pinel*. Le troisième genre fourniroit enfin la *fièvre toxique putride-nerveuse, adynamique et ataxique*, avec augmentation de tous les caractères précédens ; et auroit pour espèces la fièvre nerveuse putride de *Selle*, et l'ataxique aiguë par contagium du même auteur, dont il a formé un genre, ou l'ataxique contagieuse continue de *Pinel*, de même que la synoque adynamique et la gastro-adynamique.

Maintenant que nous nous croyons fixés sur la nature et la dénomination de cette fièvre, allant graduellement d'un état simple à un état compliqué, et insensiblement au terme le plus rigoureux de la maladie; nous trouverons moins de difficultés à changer le type, le mode d'action des divers symptômes qui se coordonnent mutuellement, quoique changeant successivement d'intensité et de force. Car, qu'avons-nous vu jusqu'ici qu'on puisse considérer comme cause motrice d'un dérangement aussi général? Qu'avons-nous remarqué, si ce n'est *un poison*, dont la ténuité est si grande, qu'il attaque l'homme dans l'état sain, se combine à ses humeurs, en change la circulation, la pureté, et en détruit l'accord? C'est donc ce miasme qu'il faut attaquer : mais, quel est le spécifique contre un agent invisible dont on ne peut sentir que les mortelles atteintes? Peut-être n'est-ce qu'une illusion ; mais, quels que soient mes doutes, du moins puis-je espérer de ne rien proposer de contraire à la saine médecine.

Comme cette maladie nous a paru appartenir plus particulièrement aux humeurs qu'aux solides, que ses premiers rapports avec le système lymphatique sont indubitables ; que d'après ses symptômes concomitans, les nerfs, ainsi que les membranes, sont immédiatement affectés ; remarquant que sa marche est irrégulière, puisqu'elle nous fournit, dès son début, des résultats plus ou moins graves, plus ou moins rapides dans son développement ; observant en outre que, suivant les différens âges de la vie et les faits déjà cités, il résulte que la maladie est tantôt simple, bénigne, ou plus compliquée, ou qu'elle a ses périodes réglés, quoiqu'accompagnée de tous ses caractères essentiels ; concluons au traitement suivant.

Et comme il importe de rapporter, du centre à la circonférence, l'humeur morbifique dont il semble que la nature cherche à se débarrasser, en provoquant d'elle-même une transpiration spontanée, quelquefois abondante ; envisageant ce qu'elle opère en ce cas, comme un régulateur dont le médecin ne peut ni ne doit s'écarter ; croyons qu'il est essentiel, chez les personnes foibles surtout, d'accélérer cette transpiration. En conséquence, et dès le premier période de la maladie, n'importe les conditions ci-dessus, c'est-à-dire, l'âge, le tempérament, etc., mais pourtant suivant la force du sujet ; prescrivons l'usage externe des frictions faites avec la teinture orientale de cantharides, après avoir préalablement frictionné le malade avec une vergette de moyenne force, ou avec une flanelle chaude : immédiatement après, on couvrira son corps de laine ou de molleton, afin d'entretenir la transpiration. Ces frictions, qui seront appliquées sur les extrémités inférieures et supérieures, ainsi que sur le dos, seront réitérées toutes les trois heures, et, s'il est nécessaire, jusqu'à ce qu'il survienne à la peau des vésicules qui annonceront l'action de ce remède. La dose sera depuis une once (30 grammes 572 milligrammes) jusqu'à 2 gros (7 grammes 643 milligrammes); et comme il importe de faire concourir les remèdes internes afin d'augmenter l'action des externes, conseillons l'usage répété, de deux heures en deux heures, de la potion suivante :

		G. Mg.
Huile fixe d'amandes douces fraîche, et tirée sans feu..................	4 Onces.	122,286.
Sirop de pavot rouge.............⎱ De chaque,		
Eau distillée d'hyssope........⎰ 1 Once 4 gros.		45,858.
Idem de cannelle simple..........		
Idem de fleur d'orange double.....	2 Onces.	61,143.
Huile volatile animale de *Dippel*....	12 gouttes.	
Éther acétique................	30 gouttes.	

On pourra augmenter la dose de ce dernier jusqu'à un gros. On aura soin de mêler préalablement l'huile volatile animale avec le sirop et l'huile fixe d'amandes douces, ajoutant ensuite les eaux distillées et l'éther.

Si l'on manquoit de cette huile volatile, on y suppléra provisoirement par 36 grains (1 gramme 910 milligrammes) jusqu'à 1 gros (3 grammes 821 milligrammes) de sel volatil de corne de cerf, ou 30 grains (1 gramme 592 milligrammes) de poudre de vipères, et thériaque 1 gros (3 grammes 821 milligrammes) : de même on mettra l'éther vitriolique ou sulfurique à la place de l'acétique.

Néanmoins, on ne sauroit trop recommander la potion telle qu'elle est indiquée ci-dessus, à moins qu'il ne convînt mieux de la modifier.

Afin de détourner la tendance vicieuse des mouvemens nerveux et concentrés sur l'épi-gastre, d'où il peut résulter les accidens les plus pénibles pour les malades; afin même d'empêcher les congestions qui peuvent se former dans l'estomac et le système viscéral; recommandons la prompte application, sur la région ombilicale, d'un emplâtre de thériaque unie à la gomme assa fœtida, en dose convenable, c'est-à-dire, deux gros (7 grammes 643 milligrammes) sur une once (30 grammes 752 milligrammes) de thériaque.

Recommandons, au surplus, les lavemens mucilagineux et huileux, auxquels on pourra

ajouter un gros (7 grammes 643 milligrammes)
jusqu'à deux (3 grammes 821 milligrammes)
d'assa fœtida, miel commun deux onces (61
grammes 143 mil.) ou sucre rouge même quantité. Ces lavemens seront réitérés au besoin.

Quant à la boisson ordinaire, elle sera
faite avec des fleurs de pavot et de sureau, de
chaque une pincée, qu'on laissera infuser
dans 2 livres d'eau bouillante (967 grammes
292 milligrammes).

A laquelle on ajoutera, après l'avoir passée,		G. Mg.
Sel de nitre ou nitrate de potasse...	12 Grains.	637.
Sirop de capillaire...............	3 Onces.	91,715.
Eau distillée de fleur d'orange double.	2 Onces.	91,143.

On pourra même, si le cas l'exige, ajouter,
à cette boisson, oxide d'antimoine sulfuré
rouge, ou kermès minéral, un grain (53 milligrammes) jusqu'à deux (106 milligrammes),
que l'on triturera préalablement avec un petit
morceau de sucre, avant de le mêler à la tisanne.

Cette boisson sera prise chaude à petits
verres, souvent et alternativement avec la
potion déjà prescrite. Des bouillons légers
seront donnés de quatre en quatre heures,
et si le dégoût de ce médicament alimenteux
existoit, on y suppléera par des crèmes de riz
légères, ou par un lait de poule fait avec un
ou deux jaunes d'œufs frais, un morceau de

sucre d'une once (30 grammes 372 mil.), eau de fleur d'orange double demi-once (15 grammes 286 mil.), eau pure bien chaude 4 onces (122 mil.): enfin, les bouillons de veau, de poulet, avec 12 grains (637 mil.) de nitrate de potasse par pinte, pourront être mis en usage, ainsi que l'eau gommée, nitrée, de même que l'eau tiède pour toute boisson que l'on pourroit prendre à la manière de *Cadet de Vaux*, par petits verres, de quart-d'heure en quart-d'heure.

Recette de la teinture orientale de canthatiques

rides.

		G. Mg.
Cantharides pulvérisées............	Demi-once.	15,286.
Safran oriental...................	Une once.	30,572.
Alcohol ou esprit de vin rectifié.....	Une livre.	489,146.
Acide acétique, ou vinaigre radical..	Deux onces.	61,143.

Cet acide sera ajouté à la teinture après qu'elle aura été faite et filtrée.

La teinture orientale de cantharides ne sera pas mise en usage dans le cas où le malade seroit infecté d'un virus vérolique bien caractérisé, tel que des chancres à la gorge, etc. etc. Alors les frictions mercurielles faites aux bras, entre les épaules et aux parties inférieures, seront de la plus grande utilité. On pourroit donc les appliquer à la dose d'un gros (3 grammes 821 milligrammes), deux fois chaque jour, observant d'en diminuer la dose au besoin, suivant l'irritabilité du sujet. Je ne doute même pas que ces frictions, dans d'autres circonstances, ne puissent remplacer avantageusement la teinture orientale de cantharides. En conséquence, il appartiendra au médecin de faire usage de l'un ou de l'autre, de même que de diminuer l'action de la teinture en l'étendant d'un peu d'esprit de vin, ou d'en augmenter la force en ajoutant, à chaque friction, quelques gouttes d'huile volatile animale de *Dippel.* On pourra joindre aussi, par once (3o grammes 572 milligrammes) de pommade double de mercure, demi-gros (909 milligrammes) d'extrait d'opium. Cet extrait, mêlé au mercure, m'a prouvé, dans plus d'un cas, son efficacité, non-seulement comme topique pour rappeler l'humeur goutteuse à son siège, et la calmer, mais encore dans les maladies vénériennes compliquées de rhumatisme; et même chez des femmes dont la fibre étoit des plus irritables. Cette pommade aura aussi le double avantage d'agir comme spécifique, si on peut l'avancer; le mercure étant reconnu comme le plus puissant anti-vénérien. Enfin, à la place de l'un ou de l'autre topique, on se servira du liniment suivant:

Prenez		G. Mg.
Huile fixe d'amandes douces........	4 Onces.	122,286.
Ammoniac, ou alkali volatil fluor..	2 Gros.	7,643.
Huile volatile animale de *Dippel*....	1 Gros.	3,821.
Idem essentielle ou volatile de girofle..	2 Gros.	7,643.

Mêlez exactement, dans un flacon bien bouché, en l'agitant forte-
ment.

Demi-once (15 grammes 286 milligrammes) jusqu'à une once (30 grammes 572 milligrammes) de ce mélange, suffira pour chaque friction.

D'après ces données thérapeutiques, où je me suis appliqué principalement à appeler l'ensemble des mouvemens à la périphérie, j'ai tout lieu de penser que les moyens proposés obtiendront quelques succès : car c'est en cherchant à atténuer l'essence de la contagion dans son principe, ou en suivant ses périodes réglées que l'on pourra espérer d'épier la nature dans ses crises, sans lesquelles tout effort contraire est inutile, même dangereux.

Avant de passer au traitement de la seconde période, on a pu se convaincre, d'après la série des symptômes de la première, que la céphalalgie est un des points le plus essentiel à observer, et le plus douloureux pour le malade ; et comme le cerveau est le point de mire, ou pour mieux dire, un des premiers échelons de la maladie, que lui seul paroît être le centre d'où s'irradie tout l'exquis de la sensibilité organique ; j'en conclus que les mouvemens sanguins et nerveux , étant accélérés par la force même de la volonté qui porte toutes nos sensations vers lui, le médecin doit s'occuper particulièrement de cette affection, puisqu'elle est le siège d'une infinité d'accidens qui ne manquent pas de résulter de son action. Telles sont les hémorrhagies nasales , les picotemens aux yeux, la rougeur de la face, le délire, des envies de vomir, le développement des affections nerveuses , etc. , etc. Pour parvenir à détourner l'ensemble de causes aussi aggravantes, et dont le résultat est si dangereux, nous recommandons les bains de pieds, au moins deux à une heure d'intervalle. Dans les maladies qui viennent d'une contention d'esprit, ils sont des plus salutaires ; et j'ai remarqué qu'alors un seul ne suffit pas, car il commence à peine ce que l'autre achève comme par enchantement. De plus, on aura recours aux bains de vapeurs d'eau de sureau ou d'eau pure. On prendra, de temps en temps, du sucre en poudre en guise de tabac : les personnes qui sont accoutumées à faire usage de ce céphalique pourront le prendre mêlé avec deux par-

ties de sucre : mais il vaudroit mieux suppri-
mer entièrement le tabac. Si tous ces
moyens ne procurent pas un soulagement
sensible, on aura recours à l'application
des sangsuës aux tempes, et on les laissera saigner le temps nécessaire pour en obtenir un dégorgement assez abondant : enfin
on réitérera au besoin leur application, toujours dans la vue d'obtenir une saignée locale,
sans trouble pour l'économie entière.

Quant aux personnes d'une constitution
pléthorique, sujettes d'ailleurs aux hémor-
rhoïdes, on pourra de même appliquer les
sangsuës à l'anus : et quant à celles sujettes aux affections hystériques, on en fera
l'application à la vulve. S'il est des cas où la
saignée paroisse nécessaire, ce sera particulièrement pour les femmes chez qui les pertes
menstruelles auroient été suspendues : sur-tout
si les sangsuës à la vulve ne produisoient pas
l'effet désiré : encore ne faudroit-il que de
très-petites saignées. On joindra à l'effet des
sangsuës, la potion anti-spasmodique, la boisson ordinaire, ou l'eau de poulet, à laquelle
on ajoutera 12 à 15 gouttes d'alcohol nitrique
ou esprit de nitre dulcifié, ou autant d'éther
vitriolique pour chaque verre, et au moment
de boire, afin d'en éviter l'évaporation. Les

lavemens émolliens feront suite à ce traitement particulier ; et comme on aura recours à de plus grands moyens dans le cas où celui-ci n'arrêteroit pas le commencement de la première période, on entrera dès-lors dans le traitement de la seconde.

La seconde période de la maladie n'étant, à proprement parler, que la continuité des premiers symptômes, mais plus graves, plus imminens, nous allons nous les représenter, afin d'en tirer des conséquences exactes.

Par exemple, dans ce second degré, que nous pourrions rapporter au deuxième genre de la *fièvre toxique* bilieuse, vascuo-nerveuse, la face est plus troublée, un délire agité l'exalte, déprime sa forme ; les yeux s'enflamment ; le thorax et presque toute l'habitude du corps se colorent d'une teinte jaunâtre, signe caractéristique d'un sang dépravé, d'une bile épanchée ; tous les mouvemens sont ralentis, douloureux par la moindre action, toutes les humeurs attaquées d'un vice rongeur ; les solides sans force, un état de spasme, d'éréthisme nerveux, ne donne plus au malade la faculté de se connoître ; son corps tend à une décomposition générale. Dans ces circonstances critiques, les vomissemens de matières jaunes, poracées, visqueuses, etc. , deviennent plus fréquens ; la sympathie qui règne entre l'estomac et le cerveau , met le premier dans un état de convulsion continuelle, augmente la céphalalgie qui devient extrême ; les hémorrhagies se succèdent, le sang ne tient plus dans ses canaux.

Au premier coup-d'œil, de quoi sommes-nous le plus frappés dans cette augmentation subite de symptômes , si ce n'est du déplacement du centre des sensations, qui , quoique augmentant graduellement de sensibilité dans toutes ses parties , procure aux méninges, et successivement aux autres membranes , cette irritabilité exquise qui exalte l'esprit, met en convulsion toute la machine, occasionne ces ébranlemens convulsifs, etc. , etc. ?

Ainsi, lorsque la maladie n'aura pas complétement cessé durant la première période, nous nous en appercevrons par la saleté de la bouche, la couleur ictérique de là peau, principalement de la partie supérieure du thorax; par une douleur vive à l'hypochondre droit, qui se propage dans tout l'abdomen ; par une irritabilité nerveuse plus grande , plus générale ; par une affection humorale qui tend à une diathèse bilieuse qui devient putride avec plus ou moins de rapidité ; enfin, par une dissolution du sang, caractérisée par les hémorrhagies des différentes voies, ainsi que par les sueurs sanguinolentes.

Quoiqu'on ait considéré comme critiques les évacuations nombreuses qui ont lieu en cette circonstance ; nous ne pouvons les regarder comme telles encore, l'action du délétère agissant seule en ce cas. Les accidens, étant plus compliqués, déterminent bien un flux diarrhoïque, bilieux, putride ou atrabilaire : mais quoique ces abondantes évacuations et la coction qui paroît s'opérer semblent annoncer la fin prochaine de la maladie ; néanmoins le malade, n'éprouvant point de soulagement sensible, tout me porte à croire que cet état, s'il n'est bientôt arrêté, doit amener de plus cruels résultats.

Empêcher et enrayer l'action du délétère dans la première période ; combiner sa force, l'atténuer et la combattre dans la seconde : voilà ce que nous devons espérer. Mais, quels sont les médicamens propres à anéantir tant de successions diverses, tant de phénomènes si difficiles à apprécier, si dangereux dans leurs conséquences ? Ici, le médecin, le chimiste exercé, doit sortir de la pratique ordinaire : une bonne thérapeutique peut le conduire dans un chemin qui n'a pas été frayé encore. Voyons si le succès couronnera son attente.

Le traitement de la seconde période devant changer en raison de la différence des actes, et les évacuans devenant ici d'urgence ; je vais établir la série de ceux qui me paroissent le plus propres à être employés. J'en présenterai l'indication : je me permettrai même mon opinion sur ceux que je considère comme nuisibles : enfin, poursuivant partout le poison subtil qui se combine avec nos humeurs et les exaspère, je distribuerai ces évacuans d'après leurs rapports avec lui : au moins m'efforcerai-je d'en faire une juste application.

Je condamne les vomitifs : ils ne peuvent convenir, en ce qu'ils augmentent l'état d'irritabilité, déterminent une perte sensible des forces motrices, appellent les vomissemens noirs : et quoique, dans quelques circonstances, ils paroissent indiqués en raison de ce qu'ils peuvent distribuer également les forces ; néanmoins, je les regarde comme nuisibles, à moins qu'ils ne soient dirigés par une main sage et bien exercée.

Série de purgatifs à employer.

Prenez		G. Mg.
Carbonate de magnésie..............	2 Gros.	7,643.
Quinquina, en poudre subtile.......	Demi-gros.	1,910.
Résine de jalap....................	8 à 12 Grains.	425 à 637.
Sucre en poudre...................	4 Gros.	15,286.

Mêlez exactement : ajoutez
Jaune d'œuf N.º 1.
Puis délayez ce mélange dans
Eau distillée de fleur d'orange...... 3 Onces.   91,715.

Pour une potion purgative à prendre en une dose.

Autre purgatif.

Prenez		G. Mg.
Phosphate de soude..............	1 Once.	30,572.

A son défaut,
Tartrite de soude, ou sel de *Seignette.*   *Même quantité.*

Faites fondre dans
Eau de mauve légère, ou de fleur de guimauve, eau de poulet ou de veau........................ 2 Livres.   978,292.

A prendre tiède en trois ou quatre fois.
Dans chaque verre on ajoutera,
Éther sulfurique.................. 6 à 12 gouttes.

Purgatif pour les personnes sujettes aux vers.

Prenez		G. Mg.
Résine de jalap....................	6 Grains.	318.
Muriate de mercure sublimé doux...	4 Grains.	212.
Sucre pulvérisé....................	4 Gros.	15,286.

Mêlez exactement, et ajoutez,
Huile fixe de palma-Christi........ 1 Once.   30,572.
Jaune d'œuf N.º 1.
Eau de fleur d'orange............. 3 Onces.   91,715.

Cette dose sera diminuée pour les enfans suivant leur âge.

Poudre médicamenteuse.

Prenez   G. Mg.

Résine de jalap...................... 8 Grains.   425.

Idem de scammonée d'Alep........ 6 Grains.   318.

Suie torréfiée......................, 1 Gros.   3,821.

Ou à sa place

Charbon ou oxide de carbone en pou-
dre impalpable.................... 1 Gros et demi.   4,991.

Mêlez, pour une dose à prendre dans du bouillon, de l'eau ou autre véhicule convenable, comme avec un jaune d'œuf et de l'eau. Cette poudre a le double avantage de purger parfaitement, et de prévenir la putréfaction.

Autre poudre purgative et incisive.

Prenez

Oxide d'antimoine sulfuré rouge, ou   G. Mg.
kermès minéral.................. 4 Grains.   212.

Charbon ou oxide de carbone...... 4 Gros.   15,286.

Sucre................................... 1 Once.   30,572.

Faites du tout une poudre très-fine, que l'on divisera en seize doses égales, dont on prendra une prise d'heure en heure, dans une petite tasse de thé léger, de mélisse, ou d'eau de veau aromatisée avec un peu d'eau de fleur d'orange.

On pourra même, pour rendre cette poudre plus purgative, ajouter, par dose, un à deux grains (106 milligrammes) de résine de jalap. Enfin, s'il est indispensable d'employer un émeto-cathartique, on le fera avec

sulfate de soude, ou sel de *Glaubert*, demi-
once (15 grammes 286 milligrammes) jusqu'à une once (30 grammes 572 milligrammes), émétique ou tartrite antimonié de
potasse 1 grain (53 milligrammes) jusqu'à deux
(106 milligrammes), que l'on fera fondre dans
deux livres (978 grammes 292 milligrammes)
d'infusion de feuilles de mélisse ou de tilleul,
et toujours, à chaque verre, éther sulfurique
ou vitriolique 12 gouttes.

Limonade saline.

Prenez

		G. Mg.
Crême de tartre ou tartrite acidule de potasse.....................	1 Once.	30,572.
Borax ou borate de soude..........	1 Gros.	3,821.
Faites dissoudre dans		
Eau pure	2 Livres.	978,292.
Ajoutez		
Sucre.........................	2 Onces.	61,143.
Alcohol ou esprit de citron........	2 Gros.	7,643.

Si on veut rendre cette limonade émétique,
on ajoutera un grain jusqu'à deux (53 à 106
milligrammes) de tartrite antimonié de potasse, ou émétique.

Il en sera de même de la limonade faite
avec le citron. Pour obvier à l'éréthisme que
l'émétique peut occasionner, on ajoutera, à
chaque verre, éther acétique 10 à 12 gouttes.
Enfin, et dans le cas où l'émétique viendroit à
porter un ravage subit dans l'économie ani-

malé, on emploiera sur le champ la potion suivante, qui en décomposera l'effet.

Prenez — G. Mg.

Écorce de quinquina concassé et du meilleur...... { 4 Gros. } ..... 15,286.
......{ à 1 Once. } à 30,572.

Faites bouillir, pendant quelques minutes, dans

Eau commune...................... 1 Livre. 489,146.

Passez et ajoutez à la colature,

Huile fixe d'amandes douces......... 1 Once et demie. 45,858.
Eau de fleur d'orange............. 2 Onces. 61,143.
Éther vitriolique ou sulfurique..... Demi-gros. 910.

A prendre en trois ou quatre fois. On pourra ajouter, à cette potion,

Carbonate de magnésie............. 2 Gros. 7,643.

Le carbonate de magnésie étant un purgatif doux, un absorbant convenable, on en fera usage de la manière suivante :

Prenez — G. Mg.

Carbonate de magnésie............. 1 Once. 30,572.
Sucre en poudre................... 2 Onces. 61,143.
Cannelle.......................... 12 Grains. 637.

Mêlez exactement pour en former quatre prises égales, que l'on prendra, suivant l'indication, dans un verre de boisson appropriée, à laquelle même on ajoutera, au besoin, kermès minéral ou oxide d'antimoine sulfuré rouge un grain (53 milligrammes), ou en moindre quantité; extrait sec de quinquina 12 grains (637 milligrammes) jusqu'à 36 (1 gramme 910 milligrammes), par prise de magnésie.

De ces purgatifs, nous voyons que chacun

a une action marquée que le médecin
pourra varier à sa volonté, suivant les circonstances qui en détermineront l'emploi.
Si je n'ai pas fait mention de ceux que nous
retirons du séné, de la manne, etc., c'est que
je regarde le séné, par exemple, comme trop
échauffant, portant au cerveau, la manne,
comme un suc fermentescible qui dans certains
cas peut ajouter aux causes déjà existantes, en
déterminant un commencement de putréfaction, et occasionner des flatuosités, des bor-
borygmes, ou les augmenter. Je bannirai donc,
dans cette maladie, ces substances médica-
menteuses.

La boisson dont on devra faire usage, sera
une infusion assez forte de fleur de pavot, à
laquelle on ajoutera, par pinte, sucre en pain
4 onces (122 grammes 286 milligrammes),
et par verre de cette boisson chaude, sel
volatil aromatique huileux de *Sylvius* 6
grains (318 milligrammes), ou à son défaut,
sel volatil de corne de cerf même quantité.

Les lavemens seront composés avec le quinquina, à la dose d'une once (30 grammes
572 milligrammes), racine de guimauve 4 gros
(15 grammes 286 milligrammes), huile d'olive
deux onces (61 grammes 143 milligrammes),
sucre brut 2 onces (6 grammes 143 milli-

grammes), eau commune quantité suffisante. Si on veut les rendre plus purgatifs, on y ajoutera demi-once (15 grammes 286 milligrammes) jusqu'à une once (30 grammes 572 milligrammes) muriate de soude ou sel marin, au besoin l'opium.

Autre lavement.

Prenez		G. Mg.
Écorce de quinquina.................	1 Once.	30, 572.
Alkali fixe végétal, ou carbonate de potasse.....................	Demi-gros.	1, 910.
Faites bouillir : après avoir passé, ajoutez		
Oxide de carbone , ou charbon en poudre subtile.................	Demi-once à 1 once.	15, 286. à 30, 572.
Muriate de soude, ou sel marin.....	Demi-once.	15, 286.
Sucre rouge.....................	2 Onces.	61, 143.

Après l'effet d'un évacuant, on usera de la potion suivante, par deux cuillerées, de deux en deux heures.

Prenez		G. Mg.
Eau distillée de fleur d'orange........	1 Once et demie.	45, 858.
Idem de mélisse simple...........	*Idem.*	
Idem de cannelle................	1 Once.	30, 572.
Sirop d'œillet....................	2 Onces.	61, 143.
Huile fixe d'amandes douces........	3 Onces.	91, 715.
Esprit de *Mendérérus* , ou acétite ammoniacal....................	2 Gros.	7, 643.
A défaut de ce dernier, Sel volatil d'corne de cerf, ou sel volatil de *Sylvius*....................	1 Gros.	3, 821.
Suc de limon jusqu'à parfaite saturation.		

Si on veut hâter une crise par les sueurs, on ajoutera huile volatile animale de *Dippel*,

10 à 12 gouttes, que l'on aura soin de mêler avec l'huile d'amandes douces et le sirop.

Si la prostration des forces étoit évidente, on appliquera les vésicatoires aux jambes et entre les épaules : le temps qu'on devra les y laisser sera fixé par le médecin.

Enfin, à la place des vésicatoires, et pour obvier à l'action des cantharides, qui porte, dans certains cas, sur la vessie, je préférerois cautériser les mêmes parties avec du vinaigre radical ou acide acétique. L'inconvénient dont je viens de parler me paroit de la plus grande importance (1).

L'application de cet acide jouit d'un avantage d'autant plus grand, qu'il agit presque à la volonté du médecin; qu'il est à sa disposition de l'étendre sans danger partout où il veut opérer une révulsion; et qu'en peu de temps son effet est infaillible : tandis qu'il en faut un beaucoup plus considérable pour les vésicatoires.

Dans le cas où l'on manqueroit de cet acide, ou qu'il fût trop foible, on pourra employer, à sa place, le beurre d'antimoine ou muriate d'antimoine sublimé, les acides

____

(1) Ce nouveau procédé est de M. *Dax*, médecin à Sommières, connu par plusieurs mémoires académiques.

minéraux même, plus ou moins étendus au besoin ; enfin, une dissolution concentrée de la pierre à cautère, ou potasse pure. On appliquera ces caustiques énergiques avec une espèce de pinceau de cire fait en forme de cachet, surtout pour les acides minéraux et le beurre d'antimoine, que l'on promènera sur l'endroit que l'on voudra enflammer. On emploiera un pinceau ordinaire pour l'acide acétique, pierre à cautère, etc., etc. : de manière à circonscrire la plaie ou à l'étendre suivant l'urgence des cas.

Si les vésicatoires ne sont pas reconnus indispensables, on frictionnera les parties inférieures avec la teinture orientale de cantharides déjà indiquée, ou on appliquera les cynapismes. Enfin, ces caustiques seront appliqués, enlevés, réappliqués, resteront plus ou moins de temps, selon qu'ils agiront avec plus ou moins de force et de célérité.

Sans donc vouloir contester les bons effets des cantharides, il doit suffire qu'une contre-indication soit prouvée ou reconnue, pour donner la préférence aux moyens proposés.

Au surplus, si les vésicatoires sont d'absolue nécessité, on les saupoudrera avec le camphre.

Lorsque la prostration des forces devient

générale, que le mouvement péristaltique des intestins paroît détruit; pour obvier aux accidens qui peuvent résulter de leur inaction, on frictionnera l'abdomen avec du bon vinaigre ou du vin chaud aromatique : ensuite on appliquera un emplâtre de thériaque éthérée sur toute sa surface. Si malgré ces précautions, dictées par l'expérience, le ventre restoit paresseux, que les lavemens n'opérassent point, on pourroit les rendre légèrement stimulans, en y faisant dissoudre un peu de savon.

Dans cette série de médicamens proposés, et sur la propriété desquels je reviendrai en terminant ces réflexions, on aura pu reconnoître non-seulement que je me suis appliqué à les rendre doux, à les mitiger suivant la force du sujet, à éviter des mélanges compliqués, à en raisonner l'action suivant l'application ; mais encore, et à mesure que la maladie fait des progrès, on a dû sentir comme moi, le besoin d'agir contr'elle avec cette réserve, qui laisse encore beaucoup à faire pour ne point contrarier sa marche, et la conduire à son dernier période. Ici, et dans la troisième période, les médicamens deviendront plus énergiques, en raison des dangers qui s'accumulent, et des indications qui ne sont plus les mêmes.

Dans la première période, nous avons vu toutes les humeurs attaquées, à-la-fois, d'un état d'inflammation ; dans la seconde , ces mêmes humeurs des premières et secondes voies, prendre une intensité de couleur qui décèle leur changement de consistance, d'homogénéité; dans la troisième, un état de putridité s'emparer d'elles jusqu'à ce qu'une dissolution complète anéantisse, dans l'homme vivant encore, le moindre sentiment. Semblable à une commotion forte dont l'action auroit porté sensiblement sur les organes de la vie, le poison subtil qui les a atteints présente les mêmes phénomènes. C'est ainsi que la moindre contusion passe par ces trois états successifs : la rougeur de la peau indique l'inflammation; son changement en jaune, un sang épanché; le noir violet sa décomposition. De même dans la troisième période de la fièvre jaune, on remarque des pétéchies, des échymoses à la peau, principalement sur les parties qui ont le plus souffert de ces changemens successifs. Enfin, un état de gangrène annoncera le quatrième terme; mais, de lui, que pouvons-nous espérer, puisque la mort en est le résultat inévitable !

Nous voici donc arrivés insensiblement à la troisième période de la maladie : moment difficile, effrayant, où l'homme n'est plus qu'une masse sans force, sans entendement, livrée à une décomposition vivante, par suite de laquelle les tubes qui reçoivent le sang doivent être dans un état de corrosion plus manifeste, toutes les membranes en convulsion, et le système viscéral plus ulcéré, surtout si, dans le traitement qu'on aura suivi, on n'a pas ménagé ce grand réservoir (les intestins) que je regarde comme un des points le plus essentiel pour le médecin observateur. Dans cet état de choses, nous nous appercevrons que le sang, attaqué plus fortement dans ses principes constituans, se décompose, se sépare de sa vitalité, et fuit ses réservoirs communs : sa partie rouge s'affoiblit ; son sérum, plus abondant, s'acidule, s'épaissit, se putréfie : les soubresauts des tendons annoncent la contraction involontaire des muscles : le sang, ne pouvant les abreuver d'une manière aussi directe, ne leur donne plus cette souplesse, cette élasticité dont ils jouissoient : on diroit qu'ils vont se briser, s'enflammer et se réduire en cendres. A ces causes, se joint une impuissance presqu'absolue des organes moteurs, un affaissement

général des solides , accompagné quelquefois d'un reste d'irritation spasmodique, fixé
tantôt sur un organe, tantôt sur un autre :
les solides, ainsi que les fluides, se désélec-
trisent, se déphosphorisent. Il n'y a plus
que désordre, que destruction ; mais ce qui
reste de vie permet encore quelque espérance :
cherchons les moyens de tirer parti des
foibles ressources qui nous restent.

1.º Arrêter la putréfaction dans sa marche ;
calmer l'irritabilité des membranes nerveuses :
2.º raviver les solides ; donner aux humeurs
plus de consistance ; empêcher ou détruire les
congestions sanguines qui forment autant de
dépôts gangréneux : 3.º redonner aux intestins
leur mouvement péristaltique ; entretenir les
déjections alvines, afin de faciliter les crises
qui s'opèrent ordinairement par elles ou par les
voies urinaires : 4.º fortifier le cerveau : 5.º
ranimer la circulation du sang : 6.º distribuer les forces : c'est à quoi le médecin doit
s'attacher.

Je vais présenter successivement ces divers
résultats, en indiquant les moyens que je crois
propres pour les obtenir.

1.º *Arrêter la putréfaction dans sa marche, calmer l'irritabilité des membranes
nerveuses.*

On donnera l'une des potions suivantes :

Prenez		G. Mg.
Eau distillée de fleur d'orange.......	4 Onces.	122, 286.
Idem de cannelle spiritueuse........	1 Once.	30, 572.
Sirop d'œillet....................	1 Once et demie.	45, 858.
Mêlez et ajoutez		
Sel essentiel ou extrait sec de quin-quina......................	1 Gros et demi.	5, 731.
Teinture de safran..............	2 Gros.	7, 643.
Idem de mars apéritive...........	30 Gouttes.	
Éther anisé....................	*Idem.*	

A prendre en trois doses, à deux ou trois heures d'intervalle l'une de l'autre.

Potion phosphorique.

Prenez		G. Mg.
Eau où a séjourné du phosphore......	5 Onces.	152, 858.
Sirop de *Stœchas* composé..........	1 Once et demie.	45, 858.
Extrait sec de quinquina..........	1 Gros et demi.	5, 731.
Carbonate de fer, ou safran de mars apéritif......................	*Idem.*	
Mêlez et ajoutez sur la fin,		
Éther phosphoré	Demi-gros.	1, 910.
Dont on pourra augmenter la dose		
jusqu'à.....................	2 Gros.	7, 643.

Cette potion se prendra en quatre fois, à deux ou trois heures d'intervalle, ou suivant l'indication prescrite par le médecin.

Looch phosphorique.

Prenez		G. Mg.
Phosphore...................	{ 1 Grain à 3, }	53. à 156.
Jaune d'œuf N.º 1.		

Triturez ensemble assez long-temps pour diviser le phosphore ; ensuite ajoutez, et peu à peu,

		G. Mg.
Huile fixe d'amandes douces........	2 Onces.	61,143.
Sirop de quinquina..............	1 Once et demie.	45,858.
Eau distillée de fleur d'orange........	2 Onces.	61,143.
Alcohol de cannelle..............	1 Once.	30,572.

A prendre de deux en deux heures. On pourra ajouter à cette potion,

Thériaque.....................	2 Gros.	7,643.
Sel volatil aromatique huileux de *Sylvius* ou, à son défaut, de corne cerf.........................	Demi-gros.	1,910.

Autre potion.

Prenez.

		G. Mg.
Thériaque.....................	2 Gros.	7,643.
Huile animale de *Dippel*..........	12 Gouttes.	

Mêlez : ajoutez

Sirop de safran.................	2 Onces.	61,143.
Eaux distillées de fleur d'orange et de cannelle	*Idem.*	
Alcohol nitrique, ou esprit de nitre dulcifié par distillation..........	2 Gros.	7,643.

A prendre par deux cuillerées de deux en deux heures.

2.º *Raviver les solides, donner aux humeurs plus de consistance, empêcher ou détruire les congestions sanguines, qui forment autant de dépôts gangréneux.*

Ici nous placerons de nouveau les frictions déjà prescrites, les vésicatoires, les caustiques, les ventouses, etc., etc.

3.º *Redonner aux intestins leur mouvement péristaltique, entretenir les déjections alvines, faciliter les crises qui s'opèrent ordinairement par elles, ou par les voies urinaires.*

En cette circonstance, les apozèmes fébrifuges laxatifs, dépuratifs, conviendront, ainsi que les boissons diaphorétiques stimulantes, etc.

Apozèmes fébrifuges.

Prenez

		Kg. G. Mg.
Écorce de quinquina concassé et de première qualité................	1 Once et demie.	45,858.
Sel fixe de tartre, ou carbonate de potasse......................	1 Gros et demi.	5,731.

Faites bouillir pendant un quart d'heure dans

Eau pure.........................	2 Liv. et dem.	1,222,865.

Passez, puis ajoutez à la colature,

Carbonate de magnésie............	2 Gros.	7,643.
Oxide d'antimoine sulfuré rouge, ou kermès......................	2 Grains.	106.
Sucre...........................	2 Onces.	61,143.
Éther anisé......................	1 Gros.	3,821.

Mêlez pour l'usage.

Après avoir fortement agité la bouteille, on en donnera au malade trois à quatre onces (11 grammes 464 milligrammes à 15 grammes 286 milligrammes), de deux en deux heures, ou suivant le besoin. Cet apozème se donnera froid.

Autre Apozème.

Prenez

		Kg. G. Mg.
Écorce de quinquina............	1 Once et demie.	45,858.
Serpentaire de Virginie..........	Demi-once.	15,286.
Phosphate de soude..............	6 Gros.	22,929.

Faites bouillir dans

Eau commune....................	2 Liv. et dem.	1,222,865.
Jusqu'à réduction de............	2 Livres.	978,291.

Passez et ajoutez

Élixir vitriolique de *Minsicht*, jusqu'à agréable acidité, que l'on pourra rendre dominant au besoin.

Autre apozème vineux.

Prenez

		G. Mg.
Écorce de quinquina en poudre subtile et de première qualité............	1 Once et demie.	45,858.
Sel volatil concret, ou carbonate ammoniacal.........................	1 Gros et demi.	5,731.

Triturez ensemble jusqu'à parfaite combinaison : ajoutez ensuite ;

Sirop d'œillet........	1 Once et demie.	45,858.

Avec lequel sirop on fera un opiat, qu'on délayera dans

Bon vin généreux..................	2 Livres.	978,292.

Auquel on ajoutera,

Thériaque.....................	Demi-once.	15,286.
Carbonate de fer, ou safran de mars apéritif.....................	2 Gros.	7,643.

Musc, opium et camphre au besoin.

La dose sera depuis deux onces (61 grammes 143 milligrammes) jusqu'à quatre (122 grammes 286 milligrammes) et six (183 grammes 430 milligrammes), de deux ou de trois en trois heures.

Boissons.

Pour boissons on emploiera ;

1.º La limonade phosphorique.

2.º L'eau saturée d'acide carbonique.

3.º Les eaux minérales ferrugineuses acidules.

4.º La décoction blanche de *Sydenham*, cordialisée.

5.º Une légère décoction de quinquina acidulée avec l'élixir vitriolique de *Minsicht.*

6.º L'eau et le vin, et ce dernier quelque-fois pur comme cordial.

7.º Enfin, une dissolution de gomme arabique édulcorée avec le syrop balsamique de de tolu, aromatisée ensuite avec l'eau distillée de fleur d'orange, à laquelle boisson on pourroit ajouter oxide de zinc sublimé ou fleurs de zinc 6 grains (318 milligrammes), alcohol nitrique ou esprit de nitre dulcifié un gros (3 grammes 821 milligrammes).

Fomentations.

Pour fomentations, on employera l'acide acéteux, ou vinaigre le plus fort, de même que le vin aromatique, auquel on pourra ajouter, au besoin, sel ammoniac, ou muriate d'ammoniac, et l'alcohol camphré.

Topiques.

Pour topique, l'emplâtre de thériaque saupoudré de cannelle et de muscade, humecté ensuite avec du fort vinaigre, même avec l'acide acétique.

Lavemens fortifians.

Phosphore, un grain (53 milligrammes) jusqu'à 3 (159 milligrammes).

Jaune d'œuf, N.º 1 à 2.

Triturez ensemble jusqu'à parfaite division, ou faites fondre le phosphore avec huile de lin chaude deux onces (61 grammes 143 milligrammes) : ajoutez ensuite l'eau suffisante, plus, muriate de soude demi-once (15 grammes 286 milligrammes) jusqu'à une once (30 grammes 572 milligrammes).

Quant aux autres lavemens, ils seront faits comme les précédens; ou avec le quinquina, la magnésie et l'opium ; ou avec la même écorce, l'oxide de carbone et le safran; ou, sans quinquina, avec l'oxide de carbone en poudre subtile, uni au muriate de soude (sel marin); même au savon et à la magnésie seulement. Enfin, à ces lavemens, on ajoutera l'huile d'olive, le sucre rouge, le vinaigre , etc.

Ce sera donc au médecin à prescrire le remède, suivant l'urgence ou l'indication , soit qu'il faille exciter, entretenir les déjections, ou seulement fortifier et combattre la putréfaction.

4.° *Fortifier le cerveau:* L'eau de Cologne, l'éther, le bon vinaigre appliqués aux tempes, présentés aux narines, ou en forme de bandeau sur le front, peuvent être d'un puissant secours, ainsi que la potion phosphorique, comme elle est indiquée page 48.

5.° *Ranimer la circulation du sang.* On

ajoutera la teinture de mars apéritive aux boissons dans lesquelles entrera le quinquina : il en sera de même du carbonate de fer, ou safran de mars, dans les apozèmes ou opiat déjà cités.

6.º *Distribuer les forces.* J'ai indiqué le remède spécial, non-seulement dans les potions différentes que j'ai prescrites, mais encore dans tout le cours du traitement, n'ayant jamais perdu de vue de remonter les forces en raison des pertes. Enfin, il est un dernier effort pour lequel je ne puis taire mon opinion : c'est l'usage des frictions phosphoriques. On ne peut douter qu'elles ne soient de la plus grande utilité. J'ai dit ailleurs que le corps se déphosphorise, et j'ai avancé un fait vrai, car on a vu souvent des linges, imbibés de sueur, non-seulement répandre l'odeur phosphorique, mais encore produire, dans l'obscurité, de la lumière ; de même les urines former des sédimens abondans en phosphates. Ces phénomènes, indiquant suffisamment la décomposition du corps vivant dans ses parties les plus essentielles, nous devons donc redoubler d'efforts, et c'est alors que ces frictions bien dirigées, pourront amener quelques heureux résultats. Mais une décomposition totale s'achève, le sang est infecté de gangrène, aux pétéchies succède le charbon, la vie ne tient plus qu'à un fil. Malgré cet état désespéré, nous emploierons encore, toutes les demi-heures, une ou deux cuillerées de la potion suivante :

Prenez		G. Mg.
Eau de menthe poivrée............	2 Onces.	61,143.
Idem de cannelle spiritueuse........	1 Once.	30,572.
Sirop d'œillet....................	1 Once et demie.	45,858.
Alcohol, ou teinture de safran.....	2 Gros	7,643.
Idem de cantharides..............	Demi-gros	1,910.
Éther phosphoré.................	2 Gros.	7,643.
Mêlez pour l'usage indiqué.		

Enfin la mort a mis fin à ces cruels débats: le médecin a vu fuir ses espérances : toutes les combinaisons humaines ont été frappées de stérilité.

J'ai considéré la maladie comme un poison subtil, qui attaque à la fois les fluides, les dénature, change leur propriété, éteint la force des solides, étend la sensibilité ou la modifie. Trois modes d'action ont été successivement présentés : la dissolution complète en est le terme. Dans chaque période, j'ai appliqué des médicamens ; j'ai combiné leur action; j'ai tâché de les rendre aussi simples que variés ; j'en ai déduit les conséquences, les applications. Il me reste maintenant à entrer dans quelques détails sur la propriété de quelques-uns d'entre eux, à rendre compte des motifs qui m'ont engagé à les prescrire, enfin à aller au-devant de ceux qui m'ont paru les plus applicables, soit en brisant, dès sa naissance, l'action du délétère, ou le modifiant, soit en combattant ses pernicieux effets. Tels sont, par exemple, les oxigénans, comme le sucre, reconnu pour être un des plus puissans anti-scorbutiques, en même-temps qu'il adoucit et relâche, suivant sa pureté : aussi l'avons-nous employé brut dans les lavemens, plus pur dans les boissons : de même nous avons mis en usage l'éther phosphoré, etc., etc., l'acide phosphorique, le phosphore lui-même. Personne ne peut ignorer la propriété radicale de ce dernier médicament, qui, quoique peu usité, ne jouit pas moins des plus grandes propriétés. *Alphonse Leroy*, ce savant médecin, qui l'a employé sur lui-même jusqu'à trois grains (159 milligrammes), fondus dans l'huile de lin, combiné ensuite à trois onces (91 grammes 715 milligrammes) de looch du codex de Paris, dit, « que dans les fièvres putrides malignes « où il y a un abattement de forces considé-« dérable, il en a presque toujours obtenu « les mêmes succès. » Qui ne sait pas que *Kunkel*, après *Brand*, a guéri des maladies désespérées avec le phosphore ?

J'ai aussi préféré le phosphate de soude aux autres sels, en ce que ce dernier n'est point irritant, comme la plupart des sels neutres ; et comme, dans tous les états de la maladie, il faut prévoir ce danger, qu'il faut pour ainsi dire traiter organe par organe, il a fallu me restreindre aux médicamens qui m'ont paru les plus doux, quoique remplissant le même but. J'ai condamné les émétiques ; mais quand ils sont utiles, j'ai eu soin d'obvier à leurs inconvéniens, en arrêtant l'irritabilité qu'ils peuvent causer par leur mélange avec des anti-spasmodiques, ou en en décomposant la force au besoin, etc. J'ai employé des purgatifs seulement purgatifs, comme la résine de jalap, etc. : je les préfère en ce que les autres sont indigestes, fermentescibles, stupéfians, comme le séné, etc. Enfin, j'ai indiqué le carbonate de magnésie comme absorbant anti-putride, en raison de ses bases. Quant à l'oxide de carbone, il suffit de connoître les belles expériences faites à Paris concernant ses propriétés anti-pestilentielles, pour ne plus douter de son utilité : on pourra donc le nommer, à bon droit, l'aimant des miasmes putrides, puisqu'il les attire et se combine à leur action malfaisante. Prenez une viande passée, infecte, inserviable : si vous la faites bouillir avec de l'oxide de carbone., vous la purifierez, le bouillon en sera bon, presque aussi bon que celui fait avec de la viande fraîche : le charbon seul sera imprégné de la mauvaise odeur que la viande exhaloit ; et comme l'effet du calorique suffit pour opérer ce phénomène, que le corps humain jouit des mêmes prérogatives, n'en pouvons-nous pas attendre les mêmes effets ?

Au reste, si ces propriétés reconnues ne produisent pas ce que cette expérience paroît indiquer, nous n'avons rien à craindre de cette substance.

J'aurois pu m'étendre davantage sur la propriété des médicamens que j'ai indiqués comme purgatifs : par exemple, la poudre médicamenteuse, dont j'ai donné la composition, jouira d'une supériorité marquée dans son emploi, semblable aux poudres d'*Ailhaud*, qui ne sont elles-mêmes qu'un composé de même nature : j'ai remarqué qu'elles produisoient les plus heureux effets dans les fièvres bilieuses, bilieuses-putrides, ainsi que dans les diarrhées colliquatives, etc., etc. M. *Ailhaud*, en cachant la recette de ses poudres et les masquant avec de la suie torréfiée, ou avec de l'oxide de carbone ou charbon, ne se doutoit pas, j'ose le croire, que ce dernier ingrédient donnoit à son re- mède une propriété précieuse, en le rendant l'antidote des miasmes contagieux, de ceux peut-être qui constituent le genre de ma- ladie que nous traitons. Mais des faits plus simples tombent encore sous nos sens : l'on- guent de la mère, par exemple, à qui de- vons-nous ses propriétés anti-putrides, si ce n'est à l'ustion, à la carbonisation d'une partie des graisses qui entrent dans sa composition (1)? N'en peut-il pas être de même de l'onguent suppuratif où la poix noire est combinée; et ne seroit-ce pas ici l'instant de payer un tribut d'éloges aux anciens qui, peut-être avec moins de moyens que nous de remonter aux causes premières, employoient jusqu'aux restes de l'humanité, tels que la momie d'Egypte, pro- duit d'une combustion lente? Ce n'est pas tout: l'acide carbonique peut nous donner encore des preuves incontestables de ce que j'avance. Qui ne connoît, en effet, ses propriétés anti- putrides, lorsqu'appliqué sur de vieux ulcères, il en tempère promptement les douleurs; et

---

(1) La découverte de cet onguent est due à une sœur d'hôpital qui, chargée d'en confectionner un, le brûla : l'emploi de cet onguent a prouvé qu'il avoit acquis plus de propriété par cet acci- dent fortuit.

les guérit? Heureuse découverte! Qu'elle a lieu de nous faire espérer de succès, puisque la nature, inépuisable dans ses dons, non-seulement nous l'offre abondamment dans son sein, pour consolider nos habitations, agir sur le fer, en étendre les propriétés; mais encore nous le présente dans la plupart de nos boissons altérantes, comme la bière, le cidre, les vins dits mousseux et les eaux minérales, afin d'exciter l'appétit, de tempérer les affections gastriques de l'estomac, d'arrêter les suppurations internes, d'appaiser les douleurs du calcul, de rétablir les écoulemens menstruels, etc., etc., et de bannir par fois nos chagrins.

Après m'être étendu au delà des bornes que je m'étois prescrites, entraîné dans mes réflexions par un zèle aussi ardent que sincère, je vais m'occuper des moyens préservatifs.

J'ai dit que la matière contagieuse peut être appliquée sur nos organes de plusieurs manières : les liquides, les solides, l'air, peuvent en être les différens véhicules. Il sera facile de se préserver de la matière contagieuse transmise par ces conducteurs, d'empêcher sa communication, en fuyant le lieu qui la recèle; mais lorsque l'air, ce fluide dans lequel nous sommes continuellement plongés, est chargé de la matière contagieuse, la difficulté augmente alors avec le danger, en raison du peu de moyens que nous ayons pour la prévenir. L'air, en effet, peut être imprégné d'une infinité de miasmes différens et très-délétères, sans qu'on puisse s'en appercevoir ; l'eudiométrie ne nous fournissant que des moyens très-insuffisans pour cela, et ces miasmes ayant eu le temps de produire leur effet avant que nous n'ayons pris les précautions nécessaires.

Il y a plusieurs moyens de désinfecter l'air lorsqu'il est bien reconnu qu'il contient des substances morbifiques et mortifères. *Hyppocrate* employoit le feu pour le raréfier : appelé dans l'Attique, que la peste ravageoit, il usa de ce moyen : ce qui lui valut, de la part des Athéniens, une couronne d'or, et une place, pendant toute sa vie, dans le Prytanée.

Pline préféroit, au courant d'air établi par les feux et les ventilateurs, le benjoin, le succin, parmi beaucoup d'autres substances. De nos jours, les vapeurs d'acide sulfurique, muriatique, et même d'acide nitreux, que *Carmicaël Smith* (*an account of the experiment*, etc. Lond. 1796) offre pour réunir le moins d'inconvéniens et le plus d'avantages, ont été mises en usage. On a de même proposé de blanchir les murs d'eau de chaux vive, de tenir des baquets de cette eau dans les appartemens; mais, de tous ces moyens, il n'en est aucun qui ait paru mériter la préférence, si ce n'est celui de *Guyton-Morveau*, connu et aujourd'hui employé partout. Il est certain que toutes les fois qu'une matière végétale et animale sera en putréfaction, l'ammoniaque qui se dégagera de ces substances, sera absorbé par le gaz acide muriatique oxigéné; mais ici nous connoissons la nature du gaz putride, et non le *contagium* de la maladie que nous nous proposons de traiter. Nous ne pouvons donc, sans craindre de donner dans une erreur, espérer les mêmes résultats : néanmoins nous nous servirons de ce gaz avec le plus grand succès pour désinfecter les cloaques, les rues étroites, malpropres, les cimetières, les prisons, les hôpitaux, les églises, même l'habitation de l'indigent : ces lieux étant, pour les villes, autant de foyers qui engendrent les maladies contagieuses. Mais, comme l'observe le professeur *Berthe*, les changemens de saison peuvent seuls produire ces heureux effets. De même qu'une pluie abondante et long-temps soutenue enraye l'action du délétère ou modifie sa marche : de même un vent de Nord, fortement prononcé, condensera ses principes, les atténuera. Il n'en sera pas ainsi des vents de Sud, d'Ouest, qui portent avec eux les plus grands changemens dans l'économie animale : à plus forte raison agiront-ils lorsqu'ils se rencontreront avec le délétère contagieux. Enfin le calorique jouira de la plus grande influence sur ce miasme, puisqu'il peut le raréfier, étendre sa puissance, peut-être lui donner naissance, ou rendre son contact avec l'air atmosphérique plus parfait. Ce fait incontestable doit nous prouver que, pour rompre ses rapports, les moyens chimiques ne peuvent pas toujours opérer ce qu'il appartient à la nature seule de diriger.

Nous ne saurions trop recommander, outre les moyens prophylactiques proposés, d'exposer les malades au Nord, autant que les localités le permettront, de les éloigner, autant qu'il se pourra, des endroits marécageux, d'en ordonner le desséchement, etc., etc. Mais, ce qui doit surtout fixer l'attention d'un gouvernement prévoyant, c'est que les établissemens publics doivent jouir essentiellement d'une bonne exposition, non loin des rivières : leur courant rapide purifie l'air, entretient la santé.

A ces moyens cités, j'ajouterai la grande propreté si recommandable des maisons, les lotions abondantes : l'eau, le plus puissant dissolvant de la nature, jouit de la propriété exclusive de conserver l'équilibre des corps. Qui ne sait que les Hollandais, dont le pays est marécageux, usent de ce moyen de salubrité avec le plus grand avantage? On aura donc soin de laver les appartemens, d'éponger les meubles, de répandre souvent, dans la chambre du malade, même partout si les moyens le permettent, de l'eau mêlée avec un vingtième de vinaigre. L'eau dissout les miasmes, corrige la température de l'atmosphère, rompt ses combinaisons. On pourra de même faire passer de cette eau vinaigrée, réduite en vapeur, dans l'appartement, ou en la faisant arriver d'une chambre voisine par un tube de communication, ou en l'exposant à l'ébullition dans la chambre même du malade. Ce moyen étant peut-être celui qui me paroît le plus commode, le plus économique, le mieux indiqué ; je ne saurois trop le recommander. Enfin, et surtout en été, matin et soir, on purifiera les rues infectes, les lieux publics, etc., etc., avec le gaz acide muriatique oxigéné ; à la manière de *Guyton-Morveau* ; mais aussi ; et dans toutes les rues, il sera jeté, de l'endroit le plus élevé des maisons, de l'eau en abondance : ce mode d'arrosement, suppléant au pluies, donnera à-peu-près les mêmes avantages : on doit l'espérer ; car, c'est en rompant vivement le délétère contagieux, tant au dehors qu'au dedans, que nous parviendrons à atténuer sa force, à annuller ou modifier ses funestes effets. Si l'arrosement proposé devenoit trop pénible, en raison de la difficulté de se procurer de l'eau, on la conservera pour en faire usage pendant le règne des vents de Sud et de Sud-Ouest ; surtout lorsque le temps est sec et brûlant. Enfin, dans les endroits où il y auroit des pompes à incendie, on s'en servira de même pour répandre partout la salubrité. Quant aux établissemens publics, ils seront non-seulement exposés au Nord ou Nord-Ouest, mais encore, autant que faire se pourra, abrités du côté du Sud et Sud-Est par des arbres, dont le mouvement continuel servira, pour ainsi-dire, de rempart contre toute contagion. C'est ainsi qu'on peut expliquer (comme j'ai cru le prouver dans un mémoire que j'ai donné, et qui a pour titre : *de l'influence* *des odeurs sur l'homme civilisé*, an 12 [*]) le bien-être que l'empereur *Commode* éprouvoit de la force répulsive d'un bois de lauriers envers les miasmes contagieux, et que *Howard* a parfaitement démontré n'appartenir qu'au mouvement imprimé à l'arbre lui-même, et non à la prétendue propriété indestructible de l'odeur qui émane du laurier. Les fameux girofliers de l'île Ternate pouvoient également exercer, par leur atmosphère, une vertu répulsive contre les miasmes volcaniques; mais toute autre espèce d'arbres les auroient sans doute arrêtés de même, soit en rompant la direction du vent, soit en consumant, par la nutrition de leurs feuilles, une partie de ces miasmes, notamment l'acide carbonique.

Au reste, que le laurier seul ait pu préserver de la peste, que le giroflier seul ait ou non la propriété de garantir des influences volcaniques; l'odorat n'est ici pour rien.

Revenant aux moyens préservatifs, j'admettrai, comme principe fondamental d'hygiène administrative, non-seulement la propreté déjà indiquée, mais encore, comme indispensable, la libre circulation de l'air, dans

---

(*) Ce mémoire académique se trouve chez l'auteur.

les villes surtout. En conséquence, toutes les rues qui présenteront une étendue assez considérable seront percées aux deux extrémités : des portes larges et élevées y seront placées afin de les fermer au besoin : elles porteront toujours obstacle aux vents meurtriers ; mais elles seront ouvertes pour tout ce qui peut apporter la santé et la vie. Il en sera de même de l'intérieur des villes où la distribution des rues ne seroit pas propre à la salubrité : et comme l'économie publique ne s'accorde pas toujours avec les besoins, on se contentera d'opérer les changemens indispensables dans leur distribution, soit pour les établir de manière à recevoir les vents de Nord et de Nord-Ouest, soit au moins pour élargir l'entrée de celles déjà trop étroites.

On établira, dans les maisons, des cours et des jardins : on y fera des ouvertures et des croisées à tout vent, surtout aux étages inférieurs : elles seront ouvertes de toute la hauteur des appartemens : on ne souffrira plus de croisées à coulisse : une police sévère établira toutes ces choses, particulièrement dans les temps de contagion. Enfin, dans les chambres des malades, je voudrois qu'on entretînt toujours du feu : il donne lieu, par la cheminée, à un courant d'air qui renouvelle continuellement celui de la chambre. Les latrines seront placées au grand air, dans les cours, les jardins, etc. etc. La vapeur d'une fosse d'aisance trop renfermée suffit pour mettre la peste dans une maison : ainsi il sera nécessaire d'établir à ces fosses des ventouses qui, s'élevant au dessus des toits, obvieront aux dangers indiqués : quant aux malades qui ne peuvent quitter leur lit, on aura soin de recevoir leurs déjections dans des vases dans lesquels on aura préalablement mis du vinaigre mêlé d'un peu d'eau. Les étables et tous les lieux fermés où habitent des hommes et des animaux seront ouverts à tout vent, par le haut, contre le plancher, à la voûte, etc.

Tout établissement public, comme les prisons, les hôpitaux, seront, ainsi que les cimetières, hors des villes. On pratiquera, dans l'intérieur des hôpitaux surtout, des croisées ouvertes au Nord et au Midi, à l'Orient et à l'Occident, depuis le plancher jusqu'au plafond, afin qu'en les ouvrant tous les matins, on puisse renouveler l'air, en évacuant celui qui se seroit accumulé dans les salles pendant la nuit.

Dans les prisons, il y aura des cours spacieuses : des ouvertures seront pratiquées dans le haut de chaque cachot : on en fera sortir les prisonniers tous les jours pour les aérer : la paille des cachots sera brûlée dans les cachots même, au moins tous les huit jours, afin d'en mettre de nouvelle : puis on les parfumera après les avoir préalablement purifiés par les moyens connus. On ne pratiquera jamais de cachots souterrains sans que l'air n'y puisse circuler par des venelles pratiquées dans le haut. On y entretiendra du feu autant qu'il sera nécessaire pour donner du ressort à l'air.

J'ajouterai aux moyens particuliers de salubrité, les bains tièdes, la plus grande propreté sur soi, l'usage des acides étendus pour boisson, l'eau saturée d'acide carbonique, de même que les eaux minérales ferrugineuses acidules, ainsi que les vins mousseux et la bière, le bon vin, les liqueurs spiritueuses étendues d'eau comme le punch, l'eau-de-vie avec le sucre, l'eau pure et les glaces : de même l'exercice à cheval, le travail, la dissipation, la bonne société, seront autant d'antidotes de cette maladie. Enfin, l'usage de la poudre ci-après, mêlée au tabac, pour ceux qui en ont contracté l'habitude, et sans tabac pour les autres, pourra de même s'employer avec succès.

Prenez		G. Mg.
Tabac sec en poudre..............	1 Once.	3o,57ā.
Iris de Florence.................	ā Gros.	7,643.
Baume du Pérou sec............	Demi-gros.	1,910.
Sucre.........................	ā Onces.	61,143.

Faites du tout une poudre, à laquelle vous ajouterez quelques gouttes d'acide acétique, ou vinaigre radical, jusqu'à ce que cette poudre ait acquis un léger montant ou volatilité : mettez-la ensuite dans une boîte hermétiquement fermée pour la conserver.

A la place de tabac, pour les personnes qui n'y sont pas habituées, on ajoutera, à ce mélange, une once de sucre de plus et deux gros de fleurs de muguet en poudre.

Je recommande, en outre, des coussins laineux sous les aisselles, légers afin qu'ils n'incommodent point, l'usage des gilets de flanelle sur la peau, ainsi que des chaussons de même étoffe aux pieds. Cette précaution, qui me paroît des plus essentielles, sera d'usage même en été : par elle on fixera la transpiration, en établissant des couloirs naturels. Enfin, on garnira ses oreilles de coton humecté de l'huile ci-après :

Prenez		G. Mg.
Huile fixe d'amandes douces........	1 Once.	3o,57ā.
Essence ou huile volatile de girofle.	1 Gros.	3,8ā1.
Acide acétique...................	Demi-gros.	1,910.
Mêlez pour l'usage.		

Cette même huile servira pour s'en frotter légèrement les mains.

Toutes ces précautions, minutieuses en apparence, ont un but que le médecin sentira : car ce sont les sens, en raison de la ténuité des rameaux nerveux qui les composent, qui s'affectent principalement de l'action des miasmes, et qui les transmettent ensuite dans nos humeurs. D'ailleurs, on ne verra pas, sans quelqu'intérêt, que j'aie établi, par les voies les plus simples et les plus sûres, ces points fixes de transpiration qui remplaceront avec avantage les prétendus remèdes de précaution, comme des exutoires, des émétiques, des saignées, même des purgatifs, que je considère toujours comme plus dangereux qu'utiles, puisqu'ils peuvent, en affoiblissant, prédisposer à l'infection plutôt que l'éloigner. Il y a plus : les personnes dont la sensibilité est intacte, seront indubitablement bientôt atteintes de la contagion : car il est bien différent d'appliquer des exutoires à une personne bien portante par précaution, ou à une personne malade par nécessité. Enfin, le courage, cette noble passion, si utile dans toutes les entreprises, servira essentiellement de préservatif contre la contagion. Qui ne sait que la crainte prédispose aux maladies ? Qu'une confiance aveugle dans les bons conseils, soit donc accordée ; accueillie avec transport : cette sauve-garde fortifiera le foible, ajoutera à l'énergie du fort; et alors on comptera moins de victimes !

Ainsi, tout ce qui tendra à affoiblir le système, comme la crainte, le chagrin, la tristesse, une certaine disposition défavorable dans laquelle le corps peut se trouver dans certains instans du jour, seront autant de causes qui, modifiant notre sensibilité, nous exposeront plus ou moins à la contagion. Celui qui n'a pas de courage doit fuir le danger : sa foiblesse pouvant nuire à l'intérêt de tous, doit le forcer à habiter d'autres lieux. Il choisira donc une campagne bien exposée, bien boisée, se soumettra, pendant quelque temps, aux préservatifs prescrits : car il ne suffit pas de fuir, il faut aussi guérir le mal de la peur.

L'état de l'âme opposé, c'est-à-dire les passions qui tendent à donner de la force, de l'énergie à toutes nos facultés, telles que le courage, un généreux dévouement au bien de ses semblables, sont autant de modifications de notre sensibilité, qui nous aideront à combattre avec avantage les différentes maladies contagieuses. Par ces passions aussi louables que nécessaires à notre bonheur, la *vie*, ce phénomène plus appréciable dans ses effets que dans ses causes, acquerra ce degré de force suffisant pour nous défendre contre les maux qui nous menacent, et nous imprimer ce mouvement d'expansion qui, partant de la région épigastrique, s'irradiera vers la circonférence, pour nous faire éprouver la sensation du bien-être.

C'est cette heureuse disposition qui servit sans doute de préservatif à ces généreux médecins qui affrontèrent tous les dangers de la peste qui ravagea Marseille en 1720 : exemple à jamais mémorable, et que leurs successeurs ont si courageusement suivi, tant aux armées d'Égypte qu'à celles des Pyrénées, et qui a trouvé encore des imitateurs parmi les médecins espagnols. Honneur soit aussi rendu à ces zélés magistrats, à ces hommes vraiment dignes d'éloges qui, joignant aux vertus civiques et à l'héroisme les qualités du cœur, se portent partout où le besoin les appelle.

Il est encore des moyens, quoique simples, qui peuvent écarter l'infection. Je proposerai, pour les vêtemens, de préférer la soie à la laine, et le fil à la soie. Ces derniers ne sont pas des conducteurs aussi sûrs que la laine.

On respirera quelquefois dans la journée des sels volatils, de vinaigre principalement : on laissera fondre, de temps en temps dans la bouche, quelques pastilles de menthe poivrée. Le régime ne peut ni ne doit être changé : seulement on aura soin que les alimens soient sains, que les viandes soient bien conservées; et dans le cas où elles se trouveroient passées, même gâtées, pour les purifier, je garantis le procédé déjà indiqué.

Les eaux seront aussi les plus pures : on parviendra à les purifier en y mêlant du charbon concassé avec du sable, et en faisant passer l'eau à travers ce mélange, qui lui servira de filtre. Pour cela, de grandes jarres seront employées, même des barriques ordinaires, au bas desquelles on établira un robinet.

Sil arrivoit que, dans quelques momens de crainte, quelques personnes eussent à redouter l'infection sans en avoir de signes manifestes; comme on ne sauroit trop multiplier les moyens prophylactiques, je conseille alors de faire, sur-le-champ, usage du bol ci-après :

Prenez . . . . G. Mg.

Poudre de vipères. . . . . 12 Grains . . . . . 637.

Carbonate ammoniacal, ou sel volatil d'Angleterre. 6 Grains. . . . . 318.

		G. M.
Thériaque...................... Demi-gros.	1,910.
Jusqu'à... 1 Gros.	3,821.

Mêlez exactement.

Pour un bol à prendre enveloppé dans du pain à chanter, ou délayé dans deux onces (61 grammes 143 milligrammes) de vin généreux, et dans un peu d'eau ou de lait pour les enfans : la dose de ce bol se partagera suivant l'indication. Comme il pourra se réitérer de quatre en quatre heures, jusqu'à ce que la transpiration soit établie, on fera boire, dans les intervalles, une infusion chaude de fleur de sureau, de thé ou de fleur de pavot sucrée, à petits verres et souvent. Si l'on vouloit enfin hâter la transpiration, on auroit recours aux frictions sèches, comme aussi l'on pourroit ajouter, au bol, deux jusqu'à quatre gouttes d'huile volatile animale de *Dippel.* Après l'effet de ce bol, on prendra quelques bains tièdes, et l'on fera le plus grand usage de l'eau saturée d'acide carbonique pour boisson, même de la bière, surtout deux à trois heures avant ou après les repas, afin de ne pas troubler la digestion.

Avant de terminer, les médecins me sauront gré, sans doute, de rapporter, à la suite de mes recherches, le IX.me paragraphe d'un mémoire sur la peste, couronné par la faculté

de médecine de Paris en 1775, et dont l'auteur est M. *Páris*, docteur en médecine. Ce savant médecin, qui a parcouru différens pays de la Turquie, dit : « 1.º Lorsque la petite vérole
« règne dans un canton, la peste n'y fait aucun
« ravage : s'il arrive un pestiféré dans le temps
« d'une épidémie variolique, il est certain que
« la peste ne s'étend pas au delà du quartier où
« ce pestiféré loge.

« 2.º Si le pestiféré vient loger dans une
« maison où les enfans se trouvent attaqués
« de la petite vérole, la peste finit et le venin
« disparoît sans infecter d'autres personnes.

« 3.º Une personne attaquée de la petite
« vérole ne peut jamais recevoir la peste.

« 4.º Dès que la peste a cessé dans ces pays,
« la petite vérole commence, et fait pour lors
« de grands ravages : presque tous les enfans
« meurent s'ils ne sont pas inoculés. »

Il faudroit connoître parfaitement la nature du virus pestilentiel et du virus variolique, pour donner quelque explication satisfaisante à cet égard. Mais ce qu'il nous importe de savoir, est la conviction intime que le virus variolique enraye le virus pestilentiel au point de l'éteindre. Quelle belle découverte que celle qui, comme la vaccine, pourroit servir d'antidote à des maladies telles que la peste et la fièvre jaune! Nous prions instamment les médecins de publier les données qu'ils auroient à cet égard, savoir : si la petite vérole, existant dans le même temps que la fièvre jaune, on se soit apperçu qu'elle ait présenté les mêmes phénomènes; c'est-à-dire, qu'elle ait suspendu la contagion de cette dernière, circonscrit ou annullé ses effets?

Ici se terminent mes observations d'hygiène: le but qui les a dirigées est connu; et quoique toutes les saisons ne paroissent pas exiger autant de précautions, craignons néanmoins et ne doutons plus qu'une seule étincelle ne puisse allumer le plus grand incendie.

En conséquence, nous recommandons à la sollicitude des gouvernemens limitrophes d'user toujours de la plus grande surveillance envers les étrangers. Mais cette rigueur ne doit être employée que vis-à-vis de ceux qui viennent directement des pays infectés, et non à l'égard de ceux venant de lieux qui en seroient éloignés. Cette mesure générale seroit un bouleversement de tout droit public et particulier, et entraîneroit trop d'inconvéniens pour qu'un gouvernement sage et éclairé ne s'empresse pas d'y obvier, en établissant des distinctions bien entendues ; en exigeant, par exemple, de ceux qui se trouvent dans le dernier cas, qu'ils soient nantis d'un certificat de santé, que le passe-port dont ils seront pourvus porte qu'il conste qu'à l'époque de leur départ ils avoient au moins trois mois de séjour dans le lieu d'où ils viennent.

La même surveillance aura lieu pour les marchandises : il sera constaté qu'elles ne viennent point des pays infectés, ou qu'il y a au moins trois mois qu'elles en sont sorties. Quant aux bâtimens venant des lieux contagiés, on usera envers eux de la quarantaine plus ou moins rigoureuse, suivant les saisons, la santé de l'équipage pendant la traversée, et surtout d'après l'attestation des autorités, qui constateront l'époque où la maladie a cessé ses ravages. Il est d'autant plus urgent de mettre fin aux entraves que le commerce éprouve en ces circonstances calamiteuses, que la crainte, qui exagère tout, donne souvent lieu à des arrêtés funestes qui ruinent les commerçans, augmentent les dépenses, font renchérir les marchandises, et occasionnent des pertes réelles entre les gouvernemens.

Des lazarets seront établis dans les villes maritimes, surtout dans les ports qui se rapprocheront le plus des lieux infectés, ou qui auront avec eux le plus de rapports. Un hospice recevra toutes les personnes suspectes, le temps que le conseil de santé l'exigera. Enfin, de vastes hangars seront ouverts aux marchandises pour qu'elles y soient déposées et purifiées, tant par le souffre en vapeur que par le gaz acide muriatique, par l'air lui-même, l'eau, etc., etc. Et afin d'éloigner tout doute de contagion, les hommes qui serviront ces lazarets, à l'instar de Marseille, coucheront sur ces marchandises, pendant le temps nécessaire, pour constater péremptoirement la force des mesures prises : ce dont il sera rendu compte par des procès-verbaux qui seront délivrés à la sortie de ces marchandises.

Les vêtemens des malheureux qui auront été atteints et même exposés aux ravages de la contagion, seront lessivés; et afin d'éviter tout contact dangereux, ils seront encore purifiés par les moyens de désinfection proposés.

Il est une infinité d'autres mesures et de détails dans lesquelles j'aurois pu entrer : il appartiendra aux conseils de santé de les indiquer, comme étant de leur ressort, et pouvant varier suivant les localités où ils seront établis.

Comme il importe que les médicamens que j'ai indiqués soient faits avec régularité, afin d'en obtenir de bons résultats; je m'empresse de donner la recette de ceux qui ne paroissent point généralement connus, comme l'éther phosphoré, les linimens phosphoriques pour les frictions, l'acide phosphorique lui-même: car chaque jour on rectifie les procédés : témoins ceux de M. *Lartigue*, pharmacien à Bordeaux, chimiste très-estimable et très-éclairé, qui a prouvé, dans un mémoire imprimé, qu'on ne pouvoit obtenir, comme le prétendoient quelques chimistes de Paris, l'éther phosphorique par le mélange de l'alcohol ou esprit de vin avec l'acide phosphorique. Ce chimiste distingué, après plusieurs épreuves, a néanmoins trouvé le moyen de faire de l'éther phosphoré. Pour cela, il se sert d'éther sulfurique lavé et bien rectifié, dans lequel il introduit, par once (30 grammes 572 milligrammes), 7 à 8 grains (372 à 425 milligrammes) de phosphore qu'il dissout même à froid.

Quant aux frictions phosphoriques, on se servira du liniment ci-après :

On fera fondre, par exemple, 6 à 8 grains (372 à 425 milligrammes) de phosphore dans quantité suffisante d'huile essentielle de girofle : après avoir échauffé légèrement ce mélange, la dissolution se fera. A ce mélange, on ajoutera huile de lin ou d'olive 2 onces (61 grammes 143 milligrammes). Après l'avoir agité quelque temps on pourra l'employer. La dose sera depuis demi-once (15 grammes 286 milligrammes) jusqu'à une once (30 grammes 572 milligrammes). Mais, comme l'huile de girofle peut avoir une action plus ou moins forte sur le genre nerveux, et qu'il importe d'éloigner toute odeur nuisible, on fera ce liniment de la manière suivante :

Prenez		G. Mg.
Soufre en poudre..................	4 Gros.	15,286.
Phosphore......................	8 Grains.	425.
Eau...........................	8 Onces.	244,573.

Faites chauffer ce mélange jusqu'à ce qu'il soit fondu, décantez-le ensuite : lorsqu'il est fait dans les proportions indiquées, il conserve son état liquide : alors on peut, non-seulement le doser, mais encore l'unir à tout autre corps, en former des linimens, des pommades lumineuses, des loochs, des pillules phosphoriques, etc., etc.

Sans vouloir contester la force des bons procédés que nos chimistes modernes nous ont donnés pour obtenir l'acide phosphorique, je vais offrir celui employé par M. *Lartigues*, comme le plus économique. Il place cinq à six cylindres de phosphore dans un flacon de la contenance d'une livre d'eau, dont l'ouverture est un peu large : il en ferme négligemment l'entrée par un bouchon de papier : une combustion lente s'opère bientôt : l'acide se forme et se résout en liqueur par la seule humidité qui étoit dans l'air, et qui se décompose au bout de quelques jours. Quant les cylindres sont en partie couverts, il décante l'acide, le rapproche au bain de sable dans une capsule de verre où il s'épaissit, et donne un acide phosphorique très-concentré. En opérant l'évaporation, le phosphore, non dissous, vient brûler à la surface : les bluettes ayant cessé, il couvre la capsule d'un papier ou d'une autre capsule pour laisser l'acide repasser à l'état liquide par l'humidité de l'air qu'il attire. On peut hâter cette opération en y ajoutant un peu d'eau distillée, pour donner à l'acide phosphorique la consistance huileuse ou un peu liquide.

Pour faire de l'éther anisé, on prendra de l'éther le plus rectifié : on y ajoutera de l'huile volatile d'anis autant que l'éther pourra en dissoudre.

Je ne reviendrai point sur les autres préparations, les ayant indiquées à leur rang.

F I N.